文献検索と整理

パソコンとインターネットをどう利用するか

帝京大学　諏訪 邦夫

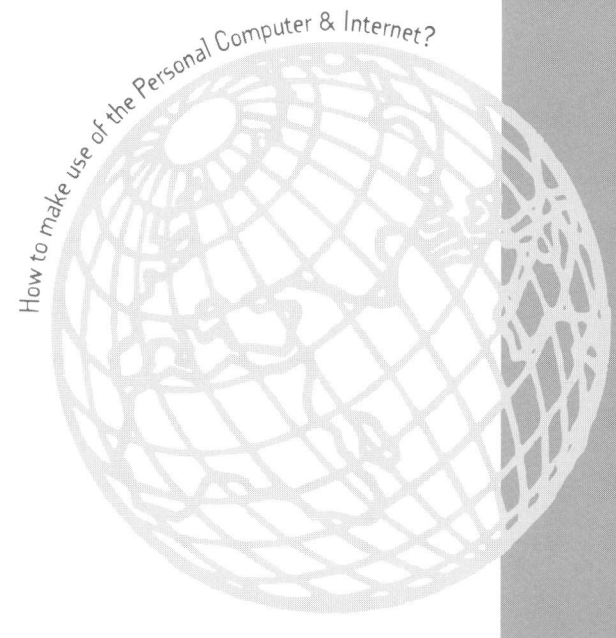

How to make use of the Personal Computer & Internet?

克誠堂出版

献呈：今井　彰氏
日本の麻酔学の発展への貢献に対する敬意と感謝の意をこめて

●本書中のシステム，製品名，ソフトウエア名等は各社の登録商標です。
●本書の内容の一部あるいは全部を無断で複写・複製（コピー）することは，著作権および出版権の侵害になりますのでご注意ください。

■まえがき

　本書の内容は，タイトル通り「文献検索」が主です。以前は図書館を使いましたが，現在では「図書館も時には使う」という感じになりました。中心はインターネット特にPubMedで，そのほかにいろいろなところからの情報を使います。

　インターネットの利用が，医療関係者の間で急速に増えてきました。いろいろな使い方があります。その中で「文献検索」を中心に説明するのが本書の狙いです。

　インターネットをご存知ない方，名前も聞いたことのない方はもう少ないでしょう。文献検索をされる方なら，"PubMed" も名前位はご存知か，あるいは使ったことがあるかもしれません。でも，一方で「インターネットで文献を探せるなんて」という方もけっこういらっしゃるでしょう。そういう方々は本書をみて，その使用法を検討してください。

　PubMedの文献検索を使っていらっしゃっても，「コンピュータの画面を読む気がしないから」とおっしゃって，印刷して読むだけの方もいらっしゃいます。私にとっては「驚くべきこと」ですが，つい最近も「文献は秘書にとらせて，私は印刷したものを読む」とおっしゃる方とお話しました。そうした方々は，「印刷も大切だけれど，パソコンにとる」ことも検討してください。

　すでにパソコンにとっていらっしゃる方々は，「とるだけなら，そのための勉強や本など……」というご意見があるかもしれません。ご自分で満足ならそれで仕方がありませんが，何でも他人から学ぶことはあります。文献の場合，「検索」は大切ですが，検索した文献をどう「使いこなすか」の点がもっと大切です。

　もうひとつ，図書館には文献のCD-ROMがあります。MEDLINEの文献はインターネットで使うのが便利ですが，一部のデータベースはインターネット経由に契約が必要で費用もかかるものもあり，図書館でCD-ROMを使うほうが合理的です。

　つまり，本書の狙いは五つ位あります。

（1）インターネットで文献検索特にPubMedのことを知る。
（2）PubMedの上手な使い方，それと関連して全文を読める雑誌のことも知る。
（3）検索した文献は印刷して読むだけでなく，パソコンにとって生かして欲しいこと。
（4）パソコンにとったものの生かし方
（5）図書館や図書室のCD-ROMで，文献検索ができることを知って頂くこと。

などです。

まえがき

そのほかにそれを補うようなこと，パソコンをいかにうまく使いこなすか，という点を含めて説明します。「考え方」だけでなくて技術論も少し含めます。医師の立場にもいろいろありますが，ある程度最新の情報を探して接していくという立場，つまり私たちにとって一番大切で，興味も深い「文献検索」を中心に記述します。

検索と処理

「文献検索」といいますが文献は「検索」だけでは終わりません。検索したものを処理して使いやすくするのが大切で，そのノウハウも述べます。「検索しただけ」の論文は，「コピーをとっただけ」という感じに近く，「自分の情報」にはなっておらず，使いにくい状態です。それを自分の情報にしていく手順を述べます。

エディター

本書の目的のひとつに「エディター」を説明することがあります。私自身はパソコンワープロからエディター中心に切り替わって10年以上経過していますが，私の周囲でエディターを使われる方とそうでない方を比較すると，文章を書く点にかぎっては「エディターは必須」と考えるようになっています。

マッキントッシュではエディターを使う方はごく少ないようで，私にはなぜかよくわかりません。マッキントッシュにもエディターはありますが，マッキントッシュは元来「文章を書く」ことは苦手で，その代わりほかの事柄が得意です。したがって，マッキントッシュはパソコンの性格が違うのでしょう。マッキントッシュの方はここはとばしてくださってもけっこうですが，でも読めば得るところはあるでしょう。

本書の前身となった1993年に出版した本では，「図書館CD-ROMをどう使うか」というのが主なポイントでした。しかし，文献CD-ROMはもはや文献検索の中心ではありません。英文論文に関するかぎり，中心はインターネットのPubMedと電子雑誌に移行しました。ただし，一部にはCD-ROMやDVD-ROMが残っているので，その使い方も少し説明します。

それでは，文献検索を勉強しましょう。インターネットを利用した文献検索こそ，パソコンが大きな威力を発揮する場面です。

2002年春

諏訪邦夫
kunio.suwa@nifty.ne.jp
帝京大学

追記

　本書の元となった『文献検索と整理：図書館CD-ROMからの検索とパソコンによる整理法』は，克誠堂出版の前社長故今井　彰氏からのお薦めによってできたものでした。今回の書き直し完成を前にした2001年末に今井　彰氏は亡くなられました。今井氏は1922年生まれで，1937年生れの私からみてもかなり年上の方でしたが，物事の考え方が新しく技術革新にも積極的で，パソコンの利用などに関する私の希望を喜んで引きうけてくださいました。日本の麻酔学の発展への氏の貢献に対する敬意と私自身がお世話になったことへの感謝の意をこめて，本書を故今井彰氏に献げます。

諏訪邦夫

目　次

はじめに ……………………………………………………………………… 1

■インターネットで文献をみる …………………………………………… 2
　■インターネットに詰まった文献　2
　■インターネットで世界がかわる　2
　■無料で提供されているデータベース　2
　■個々の雑誌の全文や目次・要旨を受け取る　3

■印刷でなくて「ダウンロードを」 ……………………………………… 4
　■印刷しないで！　4
　■印刷の工夫だけでも読みやすくなる　5
　■たくさん検索できる　5

■「ダウンロードしたもの」の利用 ……………………………………… 6

I．文献を探す …………………………………………………………… 7

■文献検索とインターネット ……………………………………………… 8
　■インターネットへ：CD-ROMとの使い分け　8
　■とりあえず図書館か図書室で　10
　■フロッピィによるデータベースは特殊　10

■インターネットからの取り方とインターネットの役割：準備　11
　■頭の準備　11

■PubMedとその使い方 ……………………………………………… 13
　■PubMedとは　13
　■PubMedの使い方：やってみよう　13
　■制約のつけ方　14
　■キーワードの選び方と"AND"と"OR"　15
　■関連論文を参照する　15

vii

目次

- ▤ 左手の欄を参照する　16

■ PubMed 以外のデータベース　18
- ▤ PubMed のとなりにある　18
- ▤ EMBASE　19
- ▤ その他の無料サービスのデータベース　20
- ▤ その他の無料データ　20

■ 雑誌の全文が読めることも多い　22
- ▤ 無料公開の雑誌　22
- ▤ 購読している雑誌と加入している学会の学会誌　23
- ▤ 図書館が契約　24
- ▤ 目次や抄録を送って貰って読む　24

■ 日本語文献の検索　25
- ▤ JOIS　25
- ▤ 医学中央雑誌　26
- ▤ 公開している雑誌と各学会のホームページ　26
- ▤ 日本語で PubMed を使う　26

■ たくさんとり過ぎないために　28
- ▤ 横道にそれない工夫：制限を加える　29
- ▤ 総説・講演・教科書　29

II. 探した文献を処理する　31

■ 内容の処理　32
- ▤ CD－ROM からインターネットに：「アクセス」の考え方の変化　32
- ▤ ムダなデータを貯めないように　32
- ▤ ダウンロードファイルの処理　33

■ 個々の論文の扱い　36
- ▤ 簡単な要約を書く　36
- ▤ その要約の扱い　37

■文献整理の決定版"EndNote" 40
- ■EndNoteができることの例　40
- ■EndNoteが行うのは何か　41
- ■マッキントッシュからはじまった　43
- ■EndNoteの情報を入手するには　43

■テキスト形式とは 45
- ■「テキスト形式」の意味　45
- ■テキストはOSの基本　46
- ■テキスト形式のファイルを作るには　47
- ■テキスト形式のファイルをつくるもの　48
- ■テキスト形式のファイルから文章を取り込むもの　49
- ■テキストを印刷するには　49
- ■テキストで失われる情報のリスト　49
- ■テキスト形式のファイルの利点　49
- ■テキスト形式のファイルを使うときの注意　50
- ■是非テキスト形式のファイルを使いましょう　51
- ■「文章」と「文書」は違う　51

■PDFファイル 53
- ■PDFファイルとは　53
- ■PDFファイルを読むには　53
- ■PDFファイルのテキスト化　53

■HTMLファイルのテキスト化 55
- ■インターネットのファイルとHTML　55
- ■HTMLファイルをテキスト化したい　55
- ■図や写真をとりたい場合　57

■エディター 58
- ■エディターの特徴　58
- ■エディターはウィンドウズ系のもの　58
- ■エディターの使い道　59
- ■エディターはデータも軽量に　59
- ■ほかの文章を参照する　60
- ■長大な文章でも扱える　60

目次

- ■速度：1秒でやるか1分かかるか　61
- ■大きな机をつかうアプローチも　61
- ■ノートパソコンにはエディターが似合う　61
- ■どんなエディターがあるか　62

■素晴らしいWZエディター　63

- ■情報は安くなくては　63
- ■抜群のコストパフォーマンス　63
- ■性能特に「ファイラー」　63
- ■呼び込めるファイルの数　66
- ■行番号の表示　66
- ■Grepの内蔵　66

■タグジャンプの基本　67

- ■「タグジャンプ」の代表はインターネットのブラウザ　67
- ■「タグジャンプ」はエディターには備わっている　67
- ■「タグジャンプ」機能の拡張　67
- ■タグジャンプの使い方と使い道　68
- ■論文や学会の目次と本体との結合　69

■翻訳ソフトの利用　71

- ■翻訳ソフト　71
- ■なぜ翻訳するか　71
- ■訳文をどこにおくか　71
- ■情報のやりとり　72
- ■どう使うか　72
- ■使い勝手　72
- ■古いソフトと新しいソフト　73
- ■訳せないのは原文が悪い!?　78
- ■辞書を鍛える必要なし　78
- ■速度　78
- ■おわりに　78

Ⅲ. 文献を整理・保管・検索する……………………………… 81

■ハードディスクを使う………………………………………… 82
- ■文献を整理・保管・検索する　82
- ■ハードディスクを使いましょう　82
- ■ハードディスクに何を載せるか　82
- ■MOとCD-R/RW　84

■ハードディスクのバックアップ……………………………… 85
- ■私のやり方　85
- ■故障の経験　86

■アーカイバ（圧縮）：LHAなど……………………………… 87
- ■「アーカイバ」とは　87
- ■アーカイバの使用頻度が低くなった　87
- ■自分で圧縮する必要は減ったが　88
- ■LHAとLHASA　88
- ■フリーソフトウェアと「精神の自由」　88

■「探す道具」：Grep…………………………………………… 90
- ■「検索」のソフト　90
- ■Grepとは　90
- ■Grep使用の実例　90
- ■Grepとタグジャンプの関係　92
- ■Grepの入手法　92

■ノートパソコン………………………………………………… 93
- ■ノートパソコン派の言い分　93
- ■ノートパソコンでうれしいこと　93

■タグジャンプによる整理と目次……………………………… 95

目次

IV. もっと上手に使うには …… 97

■インターネット応用の実例 …… 98
- ■その1．蘇生と血液ガスの講義から　98
- ■その2．「パルスオキシメトリー」の検索：キーワードの重要さ　99
- ■その3．シミュレーションと麻酔の原稿　101

■スキャナーとOCR …… 103
- ■OCRがよくなった点　104
- ■スキャナーとOCRの用途：その1）紙の書類をなるべく減らす　104
- ■スキャナーとOCRの用途：その2）本や雑誌をパソコンの情報に　105
- ■スキャナーとOCRの用途：その3）新しい勉強法　105

■OCR勉強法 …… 106
- ■きっかけと経過　106
- ■学習への応用　106
- ■翻訳への応用　106
- ■感じた点　107
- ■注意点　107
- ■OCRの翻訳の利点　108

■CD-ROMのいろいろ …… 109
- ■文献CD-ROM　109
- ■辞書・辞典・用語集・名簿　109
- ■教科書や参考書　110
- ■学習用シミュレーター　111

■辞書とヴァーチャルCDドライブ …… 114
- ■ハードディスクに載せられる辞書　114
- ■ヴァーチャルCD-ROMの快さ　114
- ■私が使っている辞書　116
- ■ヴァーチャルCD-ROMドライブソフト　116
- ■パソコンの辞書がなくて困った経験　116

■青空文庫 …… 118

■「著作権」をどう考えるか ……………………………… 119
- ■個人的な使用で複製することには問題ない　119
- ■学術的なものは著作権は誰のものか　119
- ■著作権は次第に消滅？　120

■あとがき ……………………………………………………… 121

はじめに

■インターネットで文献をみる
■印刷でなくて「ダウンロードを」
■「ダウンロードしたもの」の利用

はじめに

■インターネットで文献をみる

■インターネットに詰まった文献

　本書の中心は何といってもインターネットです。

　現在，大抵の人は，何らかの手段でインターネットにアクセス可能でしょう。自宅で電話線やケーブルテレビ回線を経由したり，仕事場のどこかにLANがきていて，そこにパソコンをはめれば使えるでしょう。あるいは，病院の図書室，医学部の図書館にインターネット接続用のパソコンがあります。

　そうしたものを使えば，無料のデータベースにアクセスできます。必ずしも図書館に行く必要はありません。自分の手元にアクセスポートがあれば，自分のパソコンでアクセスできます。

■インターネットで世界がかわる

　私は自分が勤勉な人間だとは思いますが，そもそも論文をたくさん読む質の人間ではありません。自分で考える方が好きで，その考えた主張を表現してきました。それでも，40年間も医師をやり，どうしても資料がたくさん集まります。自分自身が書いた文章も膨大な量です。本来「資料をたくさんは集めない」たちでもそうです。

　従来は，考えや主張が先に出たときにその裏付け論文を探すのに苦労しました。ところがCD-ROMとインターネットのお蔭で，事情がまったく変わりました。電子データは「検索」が得意です。最終的には雑誌の論文をあたるにしても，まず電子データで見通しをつけるとずっと容易です。

　ですから，インターネットをぜひ使ってください。とにかく使ってみてください。それだけでも，ずいぶん世界がかわります。

■無料で提供されているデータベース

　大変ありがたいことに，インターネットの世界には無料で自由に公開されている情報が大量にあり，医学論文の基本データベースとも言うべき"PubMed"も無料です。これについては別に詳しく述べます。

　範囲はずっと限られますが，いろいろな方法で，個々の雑誌の全文にアクセスできます。名前の登録とパスワードが必要な場合もありますが，最近ではそんな要求をしないものがどんどん増加しています。

　まず，自分が予約購読している雑誌はそのまま電子的にも読める場合が少なくありません。もっとも紙と電子が別料金の雑誌もあります。類似のことで，自分が所

属している学会の雑誌はそのまま電子的にも読めるのが普通です。

　自分の所属する施設（大学や病院）の図書館が，契約している場合もあります。この場合は，雑誌の種類がずっと多くなります。

　雑誌によっては基本的な部分を公開しているものもあり，また一部の雑誌は特に重要度の高い論文を選んで公開しています。後者の例では，NEJMやNatureがときどき「特報」を出して公開しています。2001年秋のテロ騒ぎでは，炭疽菌関係の情報を公開していました。

■個々の雑誌の全文や目次・要旨を受け取る

　向こうから送りつけてくる情報もあります。目次だけなら数多くの雑誌がこれを行っており，たとえばNatureおよびその姉妹誌が，毎号の論文のタイトルリストを送ってきます。そのリストはタグになっていて，クリックすると簡単な「要旨」が読めます。タイトルと組み合わせて記事の大体の形はつかめます。

　こうしたサービスを行う雑誌の幅は大変に広く，純粋の「学術雑誌」から水準の高い「商業誌」（NatureやNEJMもこれに属します），それにもっと通俗的な雑誌などいろいろです。それらの中には，送ってくるのは目次だけでも実は論文全体を公開しているものもあります。

　「全文公開しているから水準が低く信用できない」ということはありません。「全文公開していてしかも水準が高い雑誌」も多数あります。IF（impact factor）やCI（citation index）は一種の人気投票であり，発行部数の多い雑誌や読者層の広い雑誌は高くでる傾向があります。あるいは，分野として流行だからよく読まれて，こういう"factor"や"index"が高いだけかも知れません。逆に優れた論文，真に新しくて独創的な論文が，発行部数の少ない雑誌や読者層の狭い雑誌に載って，あまり読まれなかった場合もあります。いいえ，インターネットの醍醐味はそういうものを探しやすい点にもあるとさえいえます。

はじめに

■印刷でなくて「ダウンロードを」

■印刷しないで！

　インターネットを使いはじめたら，次に重要なのは「印刷でなくてダウンロードする」「印刷してもいいけれど，それだけでなくてダウンロードする」ことを知ってください。

　「ダウンロード：download」（「写す」：コピーする）とは変な言葉ですが，インターネットやCD-ROMからみつけた論文リストや抄録を自分のパソコンにとることにこう呼びます。こうすると，その論文リストや抄録を自分のパソコンで使えるようになります。

　医師になりたてのころ，私は文献リストを自分でタイプライターを打って印字していました。パソコンの初期にも自分でキーを打って入力していました。同じ経験をされた方がきっといらっしゃるでしょう。しかし，現在では文献はほぼすべてインターネットでみつかり，電子的にコピーできます。つまりインターネットからとった文献リストにちょっと手を加えれば，自分の欲しい文献リストができます。インターネットのもうひとつの使い方です。

　昔だったら，総説を読むときに引用文献が多いのを見て，著者の勉強ぶりに感心したものでした。でも今の時代は，インターネットやCD-ROMからいくらでも文献リストができます。200だろうが1,000だろうが，ただ数を増やすことは「努力の目安」にさえもなりません。それを知らないで，人が気楽に行っているのに，「すごい努力だ」と感心するのは見当はずれです。

　表に，ダウンロードの利点と印刷の欠点を示してあります。

表　データの電子化の利点と印刷の欠点

ダウンロードの利点	印刷の欠点
速い	遅い
電子的処理が容易	電子的な処理が困難
文献リストをつくれる	使用時間の制約
データベース化が可能	「巻き紙」は読みにくい
検索が容易	図書館のプリンターの機能が制約
ゆっくり使用	印刷→電子化は不可能ないしかなり困難
好きな書式で印刷	
電子情報→印刷は可能	

■印刷の工夫だけでも読みやすくなる

　図書館で直接印刷したものは読みにくいと感じませんか？　随分改良はされましたが，長い紙につながって印刷され，勝手なところでページがかわり，勝手に切れたりしますね。プリンターのできが悪い場合は，1行が2ページにまたがってしまい，ミシン目を切ると文字が分断されたりします。

　ところが自分のパソコンにダウンロードして自分のやり方で印刷すれば読みやすくなります。論文ごとにページを改めて，新しいページの冒頭には新しい論文のタイトルがくれば読みやすいものです。

　もっと積極的に，必要なページをとりだし，いらないページを捨てるのも容易です。自分のプリンターの文字に慣れていて，そのほうが読みやすい人もいるでしょう。私は60代も半ばで視力が低下して，画面表示にも印刷にも少し大きな文字を使います。それも自分のパソコンでは自由です。

■たくさん検索できる

　その場で印刷しなければ，それだけ検索をゆっくりできます。画面での判断には慣れとトレーニングが必要ですが，その気になれば容易です。慣れれば検索時点で，タイトルを眺めて，必要なら要旨も斜めに読んで，その論文が自分のねらったものか判断できます。結局無駄な論文を印刷しなくなります。そうして，検索に別のキーワードを指定して，仕事の領域が広がります。

■「ダウンロードしたもの」の利用

　インターネットを使うと，文献検索が極端に簡単になります。副次的な事情として，参考文献のリストが増えるかも知れません。私の場合，手作業時代からCD-ROMの時代を経て，気が付くと「それをどう使うか」の経験と，苦労・苦心のメモがたくさんあります。ダウンロードする以外に，集めた情報を使うことにいろいろ工夫しています。パソコンのお蔭で，そのプロセスの記録がたくさん残っています。

　文献リストをダウンロードした状態ではまだ生の情報です。そのままでは使いにくいもので，本を買ってただ本棚に並べただけ，論文をコピーして机の上に置いたのと同じです。眼を通していない本や雑誌が何十冊あっても，「自分の情報」ではありません。自分の情報にしなければなりません。

　「自分の情報にする」には，努力と時間が必要ですが，なるべく効率よくやりたいものです。それで，いろいろと工夫してきました。その自分の経験を中心に，工夫を書いていきます。

　「ダウンロードしたものをどう利用するか」が，本書の中心です。

I 文献を探す

- ■文献検索とインターネット
- ■インターネットからの取り方とインターネットの役割：準備
- ■PubMedとその使い方
- ■PubMed以外のデータベース
- ■雑誌の全文が読めることも多い
- ■日本語文献の検索
- ■たくさんとり過ぎないために

I. 文献を探す

■文献検索とインターネット

「文献検索」といっても，実際は「検索」つまり文献を「探す」ことと，もうひとつ「文献処理」つまり探したものを上手に保管して「利用できる状態にする」こととがあります。この章ではまず探す方の問題を考察します。

パソコンによる文献検索はやり方が2つあります。ひとつは，通信を利用して直接データベースを使用して検索するやり方，もうひとつはデータベースから作成されたCD-ROMを利用して検索するやり方です。

■インターネットへ：CD-ROMとの使い分け

まずインターネットとCD-ROMを対比します。基本はインターネットですが，CD-ROMにもいいところがあって捨てられません。それを表1にまとめました。

表1 文献検索のパソコン利用でのインターネットとCD-ROMの比較

通信による文献検索の利点と問題点	
利点	パソコンとモデムと電話で可能
	自分の部屋や医局から可能
	早い（外国の雑誌を船便でとるより前に読める）
問題点	費用：PubMed以外は有料で2～3種類請求される
	「文献」はデータ量が少ないので，あまり問題にならない
	電話料：大学や病院が払ってくれる場合がある
	高速になって廉くなった
	接続料：接続時間による請求
	これも廉価なので重要でない
	データベース利用の費用：「無料のもの」に限定する考え方もある
	これが高価なものはある。

CD-ROMによる文献検索の利点と問題点	
利点	安い。図書館で利用すれば事実上無料
	「ダウンロード」自由
	つまり「情報の電子化」
問題点	速報性に欠ける：通信に劣る
	1～3ヶ月は遅れる
	不便：図書館まで行く必要
	図書館のCD-ROMが混んでいる場合もある
	図書館のパソコンと自分のパソコンとの互換性は?
	（解決できる）

1）通信が急速に重要になった

　ここ数年，データベースの使用について通信の重要性が急増しました。本書の元になった書籍が発表された1993年には，通信で利用するデータベースは「規定上は」電子情報としてパソコンに記録することは許されず，「紙に印刷する」しか許されませんでした。しかし，パソコンの使用はデータが電子化されているから意味があり，電子化されていないものは，「電子データの利用法」になりません。個人レベルでパソコンにコッソリとるとしても，使い方を本に書くわけにはいきません。それで，前書では通信は基本的には無視しました。

　もうひとつは費用です。以前は，データベース使用料金（「アクセス料金」）がかかり，それが高価でした。それでも使った人はいるでしょうが，課金が気になったはずです。そこで，何らかのルートでお金を捻出したり，他人に負担してもらうなどの「テクニック」を要しました（?!）。

　現在では，データベース使用はパソコンへのダウンロードを必ず許しており，さらに後に述べる，PubMedは「MEDLINEの無料ヴァージョン」ですから無料で，電話料金しかかかりません。

　おまけに，インターネットが普及して通信回線の速度が上がり，価格も低下し，高速回線の接続口はあちこちにあります。パソコンもOSも強力になり，設定は簡単で，どこでもつないで必要なデータベースに接続できます。

　そうした理由で，「文献検索の基本は通信」になりました。

2）CD-ROMを使う条件は

　CD-ROMを使うのは，このデータベース使用料金（「アクセス料金」）がかかる場合です。具体的には，私の場合は日本のデータベースです。JOISや医学中央雑誌のデータベースは現在でも有料ですが，医学中央雑誌のデータベースを通信で欲しがるほど速報性を要求することは私はほとんどないので，必要になった時点で図書館でCD-ROMで使うことにしています。

　日本語医学文献集『医学中央雑誌CD-ROM版』は日本語で発表された論文が中心で，読むのもダウンロードして使用するのも楽です。内容が日本語なのはもちろんですが，マニュアルも日本語で，検索の仕方の説明などもわかりやすくできています。CD-ROMの使い勝手も良好で，検索プログラムのキーの割り付けなど，以前よく使用したSilver Platter社のCD-ROMと，かなりの程度まで似せて作ってあり，とまどうことは少なく感じます。

　このCD-ROMは大きな医学図書館には備えられています。1985年という版からあるように書いてあります。私の世代は古い論文をみたいことも多く当初は有用性が低く感じましたが，10年余りの歴史を経てデータが蓄積して有用性が高くなりました。

■とりあえず図書館か図書室で

　CD-ROMは，とりあえずは図書館か図書室で使ってみてください。図書館で使う場合，個人からはお金はとりません。要する費用は，自分のデータにするためのフロッピィの負担だけです。

　個々の教室やさらには個人でも契約して購入することは，もはやよほど特殊な場合に限られるでしょう。私自身は「麻酔学」領域のデータベースCD-ROMを個人で契約した時代が何年かありましたが，インターネットが普及する以前のことで，図書館のCD-ROMが混雑して使いにくかったのが理由でした。当時年間10万円程度支払っていたと記憶しており，今からふりかえって「よくやったもの」と感心します。

■フロッピィによるデータベースは特殊

　以前は，製薬会社や医療機器の会社が特定の領域の論文のデータベースをフロッピィで提供してくださいました。なかなか便利でしたが，現在では廃れたようで，PubMedの時代に合わないからでしょう。フロッピィは自分専用のデータとすれば十分な量が載せられますが，汎用とすれば媒体の容量が小さすぎます。

　CD-ROMによるデータベースは時折登場します。会社や団体が宣伝用に作成するCD-ROMにサービスとして文献を載せてくださるので，これは有用です。

■インターネットからの取り方とインターネットの役割：準備

インターネットで文献検索をする際の「頭の方の準備」のことを検討します。

■頭の準備

文献検索に必要なのは，パソコンとインターネットへの接続のメカニズムとブラウザですが，それはここには述べません。もう準備できていることでしょう。

それよりも，仕事には頭の準備がいります。文献検索もそうで，「インターネットは無料だから」といっても，頭の準備をした方がいいのです。低速のモデム経由ならもちろんですが，高速のLANの使える立場でも相手のコンピュータが遅かったり回線が混雑していれば時間がかかりますから，探しまわったり画面の切り替えを待つことはなるべく少なくしましょう。

内容は，キーワードを考えておく，ありとあらゆるものを探しだしたいのか，少しでもひっかかればいいのかの方針を決めておくなどです。

1）キーワードを一応考えておく

一番大切なのは，項目のキーワードをいくつか準備することです。MEDLINEで使用されている正規のキーワードがわかれば最良ですが，通常は常識的でけっこうです。それよりも1種類でなくて，「代案」を考えておくことの方が重要です。ガンのことを調べるにも "cancer" "malignancy" "neoplasm" "carcinoma" "tumor" などいろいろあります。そういうリストを一応メモにしておいて，それで検索してみるとどれが目的にかなっているかがわかるでしょう。

こういうのはデータベースの中では，「何が上位概念で何が下位の言葉か」という順位が決められていますが，それはゆっくり勉強してください。

2）広く探すか狭く探すかの方針

論文をコピーする場合も同じですが，行き方は大きく2つあります。とりあえず，何でも広く網をかけて全部入手してから，後でゆっくり読んだり選んでいくやり方と，パソコンの前で時間をかけて絞り込んで数を減らしてからダウンロードするやり方です。

論文コピーの場合は，前者のやり方はお金や手間がかかりますが，インターネットなら費用はかからないので，それは制約にはなりません。ただし，後で処理をするにはそれなりに時間と手間がかかることは承知しておきましょう。

ここではどちらの立場と限定せず，両方のやり方に共通した部分と異なる部分と

I．文献を探す

を含めて考えていきます。両方やってみて，自分に合ったやり方を探したり，場合によって使い分けます。しかし，一般に，こういうことはいえます。

・論文がたくさん検索できすぎるのは，何も検索できないよりはましですが，それはそれで具合がわるいものです。とくに，一度手元のパソコンに写す（「落とす」とも表現します。ダウンロードの日本語ですね）と，検索も整理もややむずかしくなります。したがって，インターネットで検索する時点で，ある程度は眺めて上手に検索した方が望ましいものです。

・情報のありすぎるのは，情報がないのと同様に困ります。不要な論文や要旨まで読む必要がでてきます。

・有料のデータベースに接続して検索する場合は，特に準備が必要です。1件いくらという計算で，けっこうなお金をとられるので，それだけでも厳選しなくてはなりません。

だから，あらかじめ検索手順，テーマ，キーワードを決めておきます。それも一通りでなくて，何種類か考えておきます。そうして検索して一番うまく論文がでてくるのを探します。

上手になるには経験が必要ですが，それにしてもいつも準備してかかる習慣にしておくと進歩が速いのはもちろんです。

■PubMedとその使い方

インターネットのデータベースには実はいろいろな種類がありますが，ここでは大量の論文の著者とタイトル，抄録が入り，信頼度の圧倒的に高い"PubMed"を最初に説明します。

■PubMedとは

PubMedは，アメリカの国会図書館医学図書館（National Library of Medicine）が作成している電子データベース「メドライン：MEDLINE」の大部分を，電子的に無料公開しているものです。

それにどの位の論文が入っているでしょうか。MEDLINEの本体は，「1万GB以上」あるいは「10TB以上」（TBは「テラバイト」で，GBの1,000倍，「1兆」つまり10^{12}を表す。）といいます。論文の数は一応1,100万と報告されています。

MEDLINEは，基本的には1966年に始まっており，それ以降の論文の著者名，タイトル，雑誌名，巻，ページ，要旨が入っています。ただし，要旨が入っていないものも多く，特に初期のものは要旨入りが少ないようです。

アメリカ製ですから，内容は当然アメリカのものが多いのですが，しかし外国のものも多く採用されています。基本的に英語であり，日本の論文も英文で入っています。

数千万件というのは，途方もない量のデータで，こんなものを手で検索していたら大変です。しかし，インターネットとパソコンを併用すれば，非常な高速で検索できます。論文を検索するのだったら，こういうものは使わないのはもったいないというべきです。なお，MEDLINEは1966年から始まっていますが，最近，少しずつ遡りはじめて一部は1950年代まで戻っています。

PubMedには，私の知る限り「論文の全文」は入っていません。すべて「要旨：abstract」までです。ただし，後でも詳しく述べるように，PubMedから「論文の全文」に跳ぶ方法はあり，それはPubMed自体にも詳しく説明されています。

■PubMedの使い方：やってみよう

本書は「PubMedの使い方解説書」のつもりではありませんが，PubMedはあまりに重要なので，説明を省くわけにはいきません。

とにかく何かキーワードを決めて，論文を探してみましょう。パソコンの前にすわって，スタートします。PubMedのアドレスはほかにもあるかも知れませんが，私が使うのは

I. 文献を探す

　　　　http://www3.ncbi.nlm.nih.gov/entrez/query.fcgi
です。
　図1のようなスタートの画面がでます。ここで直接キーワードを入力して選択することも可能です。術語でもいいし，人名もゆるされます。検索して「X個の文献が見つかった」というメッセージがでます。使った用語が包括的な単語，たとえば"cancer"で検索すると130万ほどひっかかりました。これに別の単語を組み合わせて狭めることが可能で，たとえば"early cancer"とすると，一挙に7万に減ります。"treatment"を加えると，4万に減りました。これでもまだ多過ぎますね。

図1　PubMedの初期画面

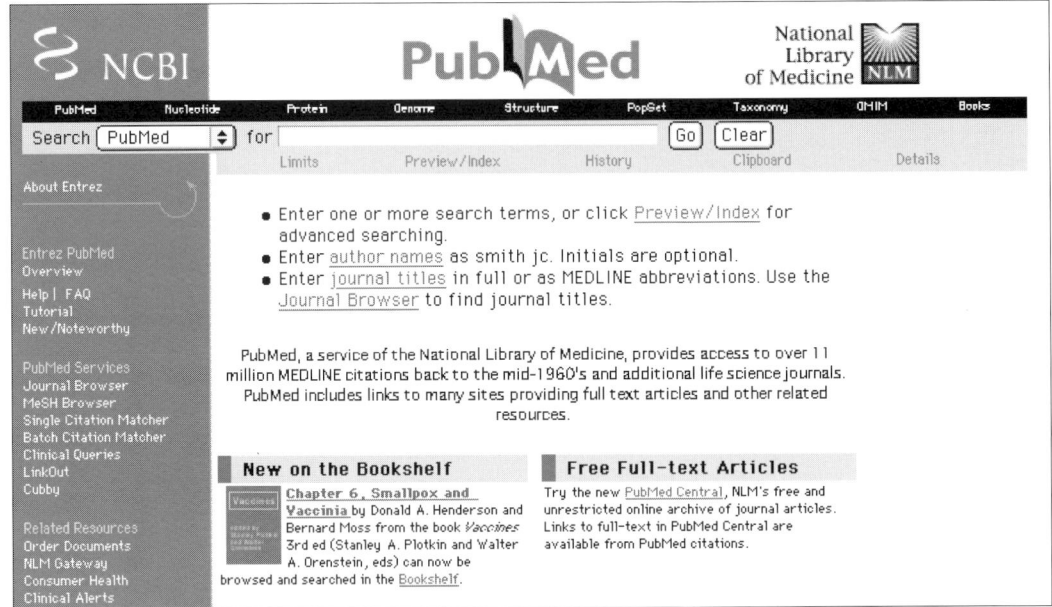

■制約のつけ方

　このまま上の枠の中に著者名やテーマを加えて制約を付加して探しだすのも不可能ではありませんが，通常は別のやや合理的な方法で制約をつけます。上のキーワード入力枠のすぐ下に"Limits"という語があります。これをクリックすると，画面が変わって図2のようになります。
　これは「制限をつける」画面です。「英語だけ」「最近3ヶ月以内」「総説だけ」「ヒトでのデータだけ」「対象はX歳未満」といった制限をつけて検索できます。最初の画面ではテーマをよほど絞ったり，キーワードを上手に選ばない限り，極端に多数の論文がひっかかるのが通例ですから，これで絞ります。
　たとえば"pulse oximetry"というキーワードを入れて検索すると6,650ほどの文

図2 PubMedのLimitsの画面

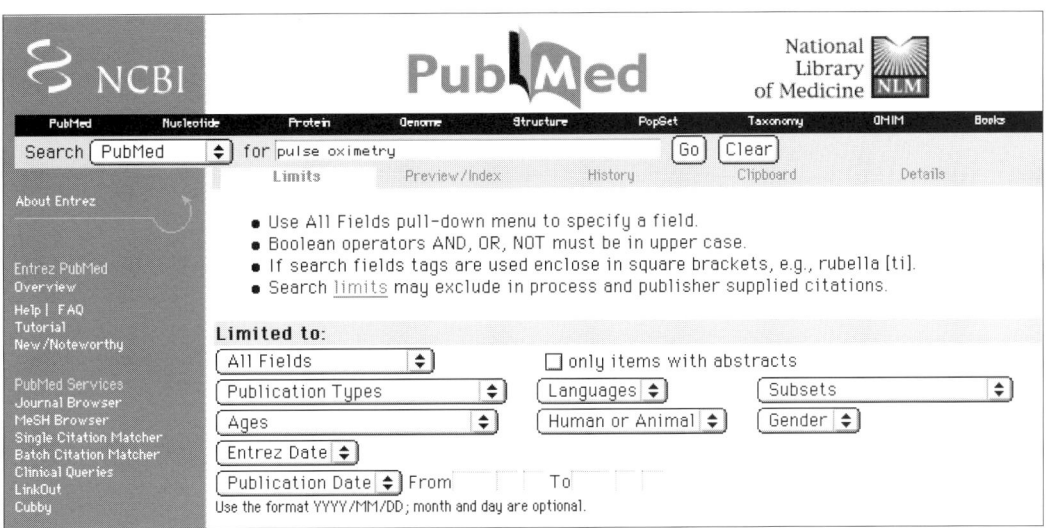

献がみつかりましたが,「英語だけ」「最近1年以内」「臨床トライアル」「ヒトでのデータだけ」という制限では43の論文に減りましたから,これなら「読んでみようか」という気持ちになります。なおこのときに,入力枠の下の"Details"という単語をクリックすると,上の「英語だけ」「最近1年以内」「臨床トライアル」「ヒトでのデータだけ」を"and"でつないだ「条件」が表示されます。

また"History"という単語のところでは,前の検索の履歴を示すので,画面が別のところに跳んでしまっている場合でも,以前の検索結果に戻れます。

■キーワードの選び方と"AND"と"OR"

キーワードはただスペースをおいて連ねていくと"and"になります。つまり条件を重ねて制限を加えたことになります。両者のどちらかを意味するときは"or"でつなげますが,それは"OR"という大文字で書けという指示があります。"AND"も書く場合は大文字です。通常単語としてキーワードになる場合と区別するためでしょう。

たとえば,"pulse oximetry"には"pulseoximetry"という書き方もあるので"pulse oximetry OR pulse oximetry"と入れると,ほんのわずかですが論文が増えました。"OR pulse oximeter"と条件をゆるくするとさらに10%近く増えました。

■関連論文を参照する

さて図3は,上記の条件で検索した画面です。この論文のタイトルの右端に"Related Articles"という熟語が書いてあります。「関連論文あり」という意味で,これをクリックしてみるとたしかに「関連論文」がでてきます。この「関連論文」

I. 文献を探す

は全文掲載の場合もあり，要旨だけしか載っていないものもあります．この中には日本の雑誌が引用される場合もあり，日本胸部疾患雑誌，呼吸と循環などがみつかりました．

図3 PubMed の検索結果の画面

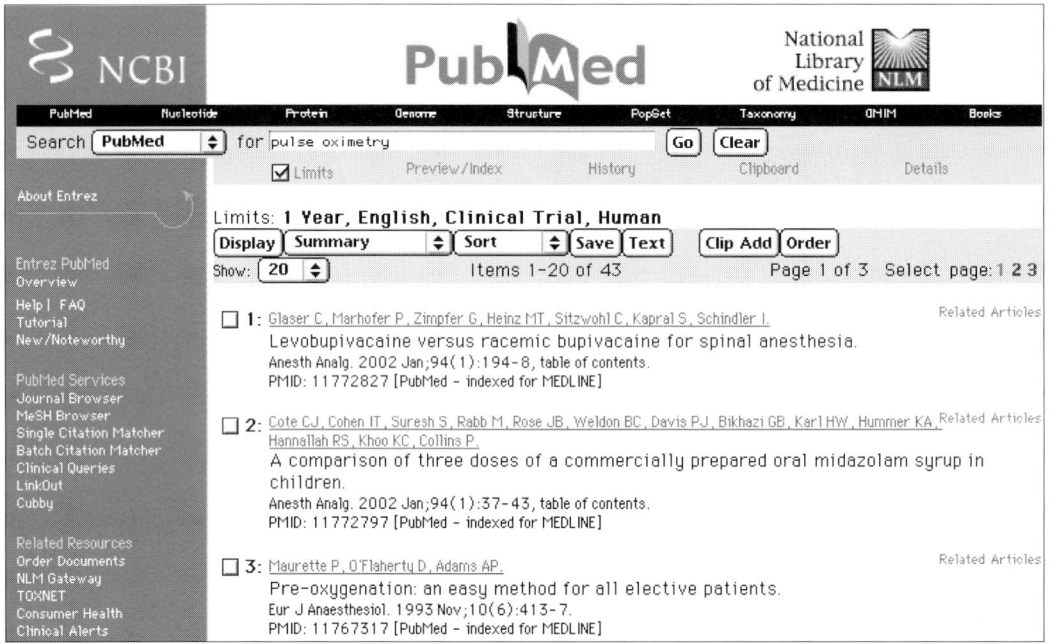

「全文掲載」の場合はその雑誌のデータベースに跳んで当該論文を表示します．「全文掲載」なら雑誌側が全文を公開しているわけです．最も，雑誌としては公開しているが，「全文掲載」を開始したのはつい最近で，古いものは要旨だけという例が少なくありません．

一方，タイトルは検索されたけれど，要旨も載っていないのもあり，"No abstract available" と書いてあります．成功している商業誌である，JAMA, LANCET, New Eng J Med などは，現在は要旨を載せていません．

このほかに，原著論文は要旨を掲載するが，解説や総説や論説の要旨は載せないものも多数あります．

■左手の欄を参照する

PubMed の初期画面で左手の欄にいろいろなことが書かれています．余裕のあるときにクリックして眺めておきましょう（図4）．

Overview：「概観」とはいいながら詳細です．PubMed と MEDLINE の関係の説明もあります．

I．文献を探す

図4

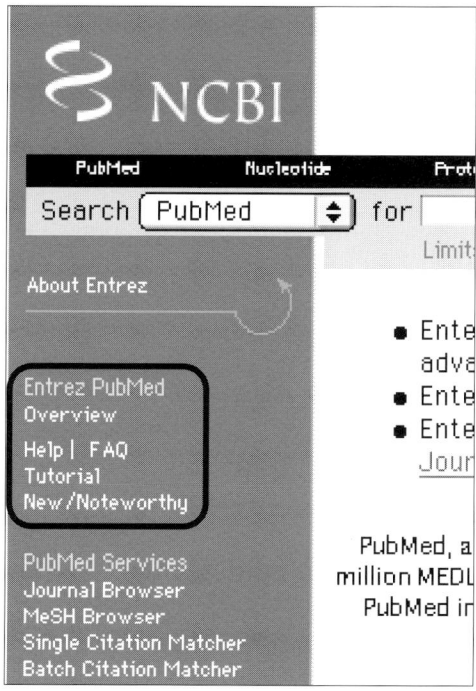

Help/FAQ：文字通りのヘルプと「質問例」

Tutorial：練習の指示です。

News/Noteworthy：「編集室からのお知らせ」という感じの記事。最新記事から時系列で遡ります。

そのほか，いろいろな項目が記載されています。

■PubMed以外のデータベース

この項目では，PubMed以外のデータベースを扱います。

■PubMedのとなりにある

PubMedの初期画面の左上に"Search"と書かれていて，その後の入力スペースが通常はPubMedで入っています。ここをマウスでクリックすると別の単語がでてきます。ここはいろいろなことを教えてくれるようです（図5）。

図5

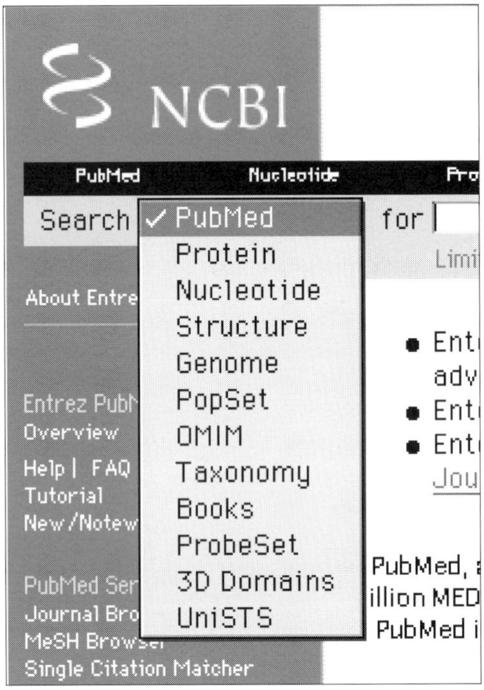

"Protein"，"Nucleotide"，"Genome"などはその名前のデータベースがあるので，そこを探します。データベースのサイズはMEDLINEよりはずっと小さかったり，提示の仕方が特殊だったりします。

"Taxonomy"：「分類学」という用語で，時に単語の語源や分類を教えてくれます。

ここで有用な情報を得たという記憶がありませんが，ひとつは私の専門がこういう領域から遠い故でもありましょう。

PubMed関連のものはすべて無料です。

EMBASE

　PubMedがアメリカで，しかも国家事業として維持されているのに対して，ヨーロッパのものは商業的なデータベースが中心であり，その代表がEMBASEです。"EM"は"Excerpta Medica"で"Excerpt"は「引用」「抜粋」を意味する単語で，「医学の抜粋」つまり「抄録」を集めた雑誌を昔から発刊してきたElsevierという会社が刊行しています。1980年に始まって，現在300万件ほどの論文が登録されているようです。

　商業的なデータベースなので個々の専門分化なども進めており，CD-ROMは全体をまとめたもののほかに領域ごとのものも個別に発行されています。

　EMBASEの内容は，一部はPubMedとは大きく異なるので，「完璧なカバー」が必要な場合，例えば学位論文とか重要な総説を書く場合には調査に値します。大きな医学図書館にはCD-ROMがある場合も多く，またときどきアクセスするだけなら費用もさほどかかるわけではありません。アドレスは

　http://www.silverplatter.com/catalog/embx.htm　（図6）

です。

図6　EMBASE

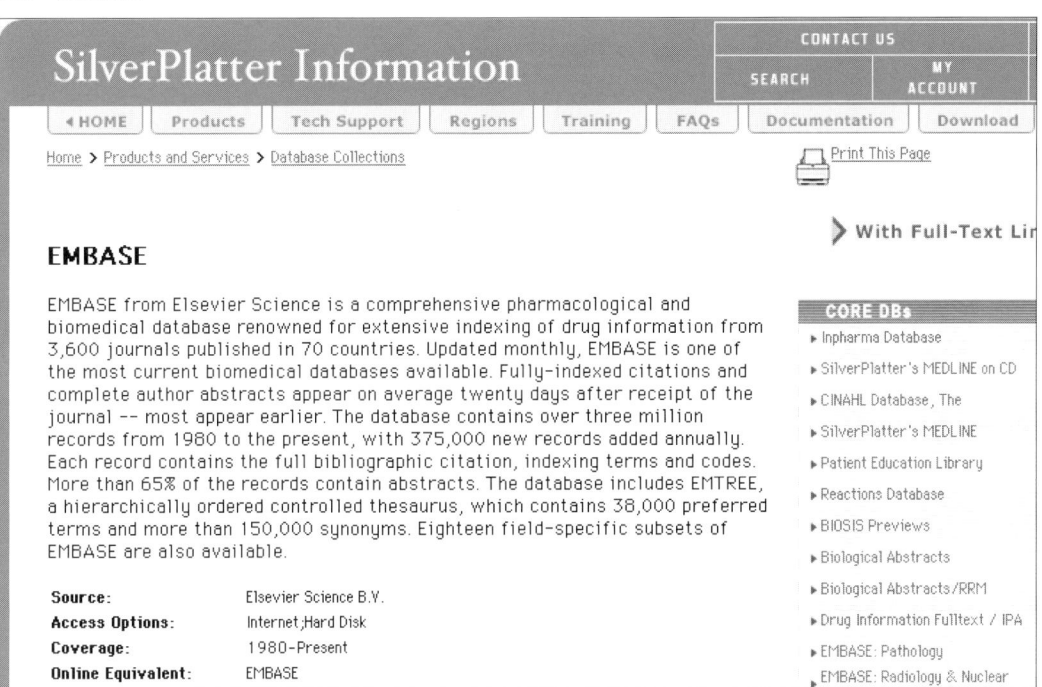

■その他の無料サービスのデータベース

　基本的には有料ですが，顧客増強の目的で当初は無料で提供したり，ときどき無料になったりするデータベースがあります．"Science Direct"というものが，2001年末までは無料で随分ありがたく使いました．

　名前からわかる通り，これは医学だけでなくて「科学全体」を対象としており，もちろん医学を含みます．ヨーロッパ系が強いようです．アドレスは

　http://www.sciencedirect.com/（図7）

図7　Science Direct

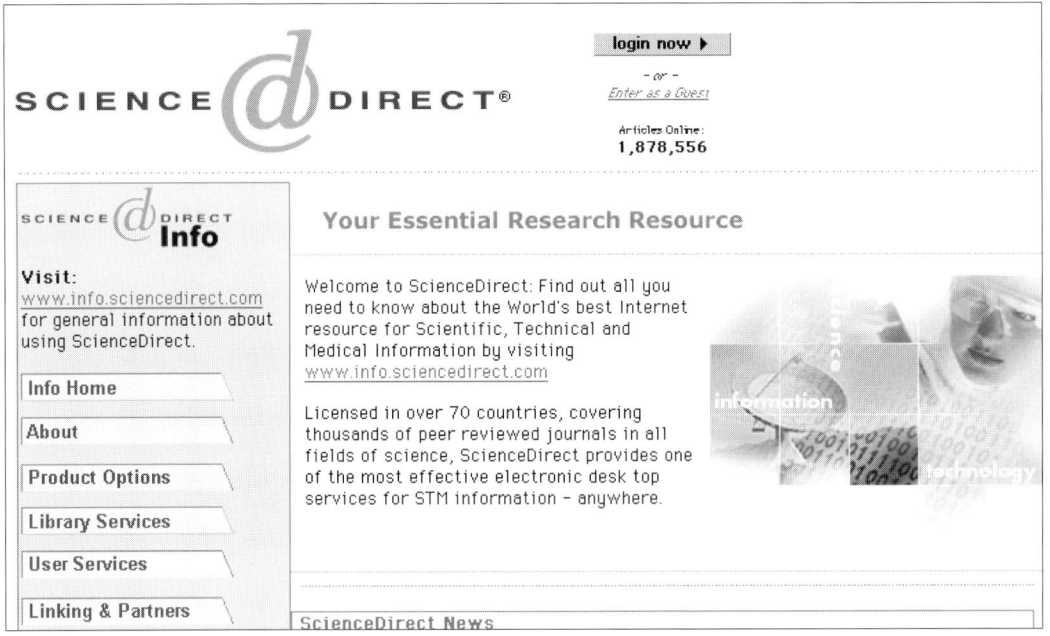

　上記のEMBASEやMEDLINEも扱われています．注意すべきは，こういう有料データベースから引くと，PubMedのように本来無料のものもお金を取られる点です．ちょっとずるい感じも受けますが，それが現実です．

　PubMedとMEDLINEは原則「医学領域」に限られるので，そのほかのデータが欲しい場合には有用かも知れません．

■その他の無料データ

　「データベース」として充実したものは必ずしも多くはありませんが，「データの集積」という類ならインターネットはその宝庫です．

　まず重要なのは全文が公開されている雑誌で，それは次に詳しく述べます．

　インターネット上には，「電子美術館」「電子博物館」「電子図書館」「電子辞書」

「電子教科書」が大量に公開されており，個々の資料は質量ともにいろいろですが，全体としては膨大な量で役に立ちます。

Ⅰ. 文献を探す

■雑誌の全文が読めることも多い

　最近では雑誌を「電子的に公開」するものが増えて，雑誌の全文をパソコン画面で読めます。これにはいくつかのアプローチがあるので，それをまず項目で挙げてからひとつずつ説明します。
　（1）はじめから無料公開のもの：これが急速に増えている。
　（2）自分の購入している雑誌は電子的にも入れるものが多い。
　（3）自分の加入している学会の学会誌は電子的にも入れる場合が多い。
　（4）病院や大学の図書館が，直接雑誌社と契約して読める場合。
　（5）その他：一時的に無料公開したり，一部の論文を無料公開するなど。

■無料公開の雑誌

　「電子的に公開」されている雑誌が急速に増えています。そのリストは，PubMedをみるとわかります。
　PubMedの画面で左手の"Journal Browser"をクリックして

A list of journals with links to full-text web sites is also available.

という文章をクリックすると，雑誌のリストがでてきます。あるいは，自分が読みたい雑誌が対象となっているかどうかは，その前の入力画面で雑誌名を入力して調べることもできます。

表2　全文検索可能な雑誌のリストの例（PubMedから）

麻酔学の領域
　Anesthesia and analgesia (Anesth Analg)
　Anesthesiology
　Canadian journal of anaesthesia
　International anesthesiology clinics
　Paediatric anaesthesia (Paediatr Anaesth)

呼吸の領域
　Am J Respir Crit Care Med
　Am J Respir Cell Mol Biol
　Eur Respirat J
　Respir Physiol
　Respiration; international review of thoracic diseases (Respiration)
　Respir Med
　Respir Res
　Respirology

表2に私の詳しい領域である,「麻酔学」と「呼吸器」の領域で全文検索可能な雑誌のリストの例を挙げました。読者の方々も,ご自分が読まれる機会の多い雑誌のリストをつくるのも一案でしょう。

同じことなのですが,別の道筋をたどることもできます。PubMedで検索して論文がでたとき,その「関連論文」(論文のタイトルの右端の"Related Articles")はMEDLINEの外に跳ぶ場合がほとんどで,要旨だけの場合もありますが,そこに当該論文の全文が提示されている場合も少なくありません。その論文自体を含んでいれば,それが次の段階で冒頭にでて,全文提示になります。そうでなくても,"Related Articles"は常に多数ですから,新しいものなら全文を読める論文に必ずぶつかります。

どんな雑誌でも,「全文掲載」は比較的新しいものに限られ,少し遡ると要旨だけになるのがふつうです。私がテストした全文にリンクしたリストを挙げます(表3)。

表3 「全文掲載」雑誌のリスト

The American Journal of Cardiology
Ann Thorac Surg
Cerebrovasc Dis
Chest
Circulation
Clin Neurophysiol
J Neurol Sci
J Neurol Neurosurg Psychiatry
Pflugers Arch
Stroke

一流雑誌が多数含まれているのがお分かりでしょう。

■購読している雑誌と加入している学会の学会誌

自分が購読している雑誌と加入している学会の学会誌は,電子的にも入って全文が読める場合が多いようです。時にはわずかながら追加料金を要求される場合もありますが。もっとも,一部の雑誌や学会では「電子購読だけ」なら逆に大幅に割り引きになる場合もあり,そのほうが合理的です。

このシステムで読むときはまったくのフリーではなくて,あらかじめ登録した名前とパスワードを入力すると読めるようになる場合が多いようです。

私はこのシステムが好きです。従来からも雑誌の保存には熱心ではありませんでしたが,このお蔭で紙の雑誌が送られてくると読みたいところだけを切り取って,残りを遠慮なく破り捨てることができるようになりました。

I. 文献を探す

■図書館が契約

　病院や大学の図書館が，直接雑誌社と契約して読める場合があります。個々の雑誌ではなくて特定の出版社の雑誌群を含んだり，いくつかの雑誌をパッケージにして契約している場合もあるようです。この場合は，図書館に問い合わせれば，名前やパスワードを教えてもらえます。

■目次や抄録を送って貰って読む

　いくつかの雑誌で，発行ごとに目次を送るサービスを行っています。こちらの電子メールのアドレスを登録しておくと，最新号の目次リストが自動的に送られてきて，しかもここには当該記事へのアクセスアドレスが記載されています。

　大抵の場合，目次と簡単な要旨だけですが，本文が読める場合もあります。

　こんな風にして，いろいろな雑誌を読むことができます。

I．文献を探す

■日本語文献の検索

　文献検索は英語に頼ることが圧倒的に多いものですが，日本語のものもないわけではありません。実は，最近では日本語の医学論文の文献データベースがいろいろと整ってきてはいます。残念なのは，ほとんどのものが有料で，「広く公開されて使いやすい」との印象を受けていません。
　ここでは代表的なものを2つ，JOISと医学中央雑誌を説明します。

■JOIS

　科学技術振興財団の行う文献検索サービスです。Jicst Online Information Systemの略と称しています。
　ホームページによれば1976年に一般公開され，現在は日本全国22ヶ所にポイントがあるので，どこからでも高速にアクセスできます。データの量は8,000万件ということです。接続先は
　http://pr.jst.go.jp/db/jois/index.html　（図8）

図8　JOISの検索に入る画面

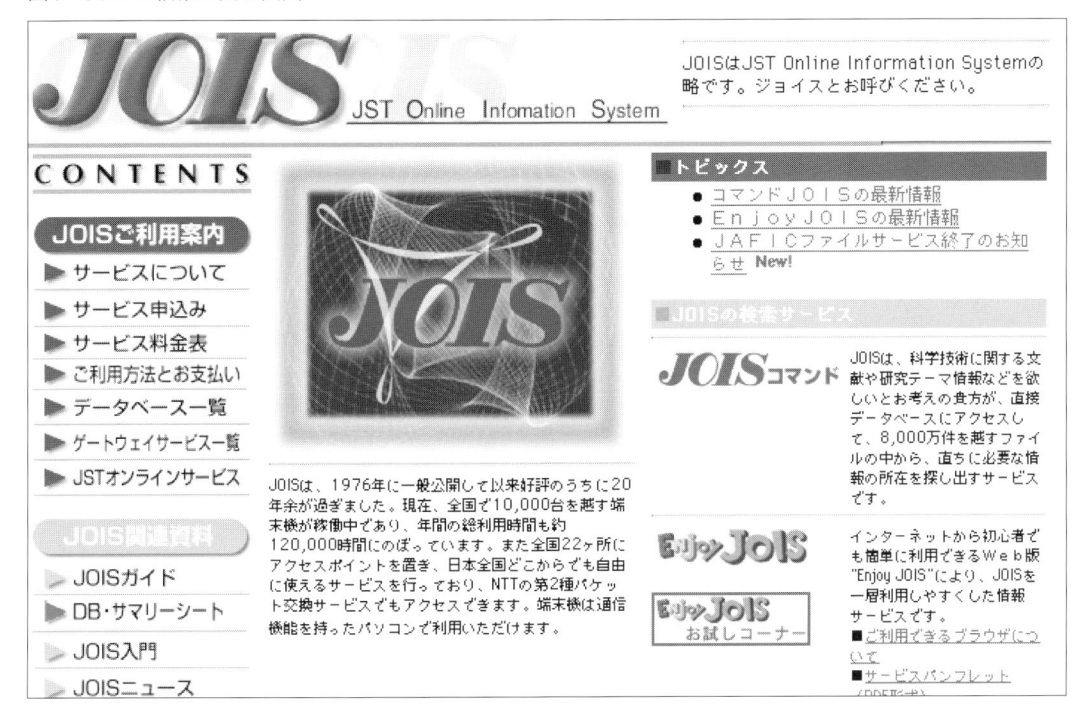

I. 文献を探す

■医学中央雑誌

　医学中央雑誌は，印刷の雑誌としては20世紀初頭に刊行されたようで，日本で歴史の永い代表的な抄録誌です。現在ではこれにCD-ROM版と通信による接続のヴァージョンが加わっています。

　基本データベースの内容は，国内で発行される医学とその関連領域の定期刊行物で，和文誌が2,000余りと欧文誌が150余りから採択されています。現在の収録数は，年間に30万件余りとのことです。接続先は

http://www.jamas.gr.jp/ （図9）

図9

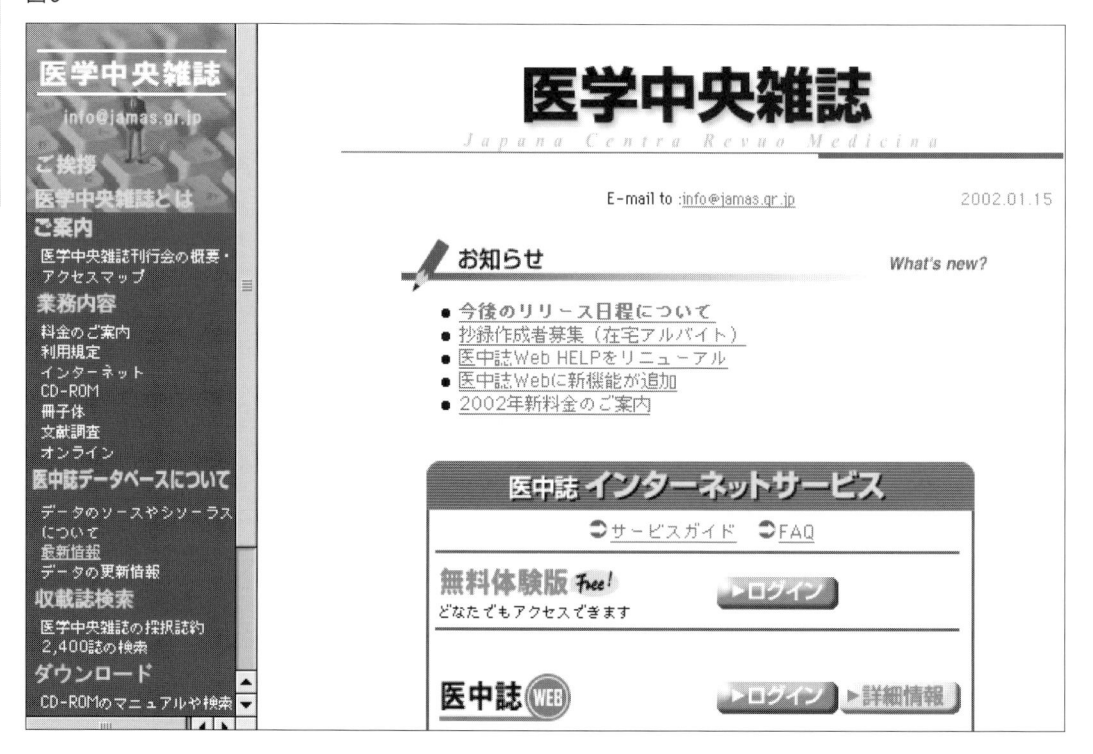

■公開している雑誌と各学会のホームページ

　一部の学会は学会誌の目次や要旨，時には全文を公開しています。大抵の場合は，会員に限定していますが，時には会員でなくてもみられるものがあります。「全文は会員だけだが，目次と要旨は会員でなくても閲覧可能」という場合もあります。

■日本語でPubMedを使う

　毛色のかわったものとして，「PubMedを日本語で使う」というサービスがあります。無料です。最終的なデータはPubMedですから英語ですが，検索を開始する画

面は日本語になっており，検索語に日本語が使えます。

　試験的運用なのか，これから永く使えるのかは不明ですが，広告が掲載されていますからごく短期ということはないと期待しましょう。接続先は

　http://member.nifty.ne.jp/medicalmedia/（図10）

です。

図10

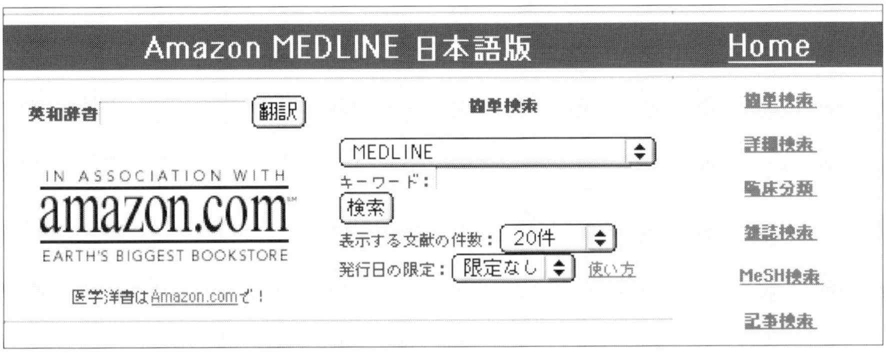

I. 文献を探す

■たくさんとり過ぎないために

インターネットで文献検索をする際の問題のひとつが「たくさんみつかり過ぎる」点です。しかも，量が多過ぎると，それに溺れて全景が見えにくくなります。それをどう制限しましょうか。以下に，私の『情報を捨てる技術－あふれる情報のどれをどう捨てるか－』（講談社，ブルーバックスB－1305）からちょっと抜き出します。

> あるテーマを調べようとして，インターネットを検索したら数千件とかの途方もない数がヒットしたとします。どうしましょうか。「呆然として諦める」のも一つの対応ですが，ふつうは諦めないでしょう。
> 　私は一応こんな原則をつくっています。
>
> 対応の仕方
> まず対策を説明し，理由は後で述べます。
> 1）検索して沢山ひっかかったらタイトルを眺める。
> 2）そのページか，せいぜい次のページ位（つまり20か40項目程度）を保存して一度インターネットから降りる。
> 3）それを眺めて，自分の関心・調べたい事柄が何かを検討する。印刷するのもいい。
> 4）こうして制限を加えてから，改めて検索する。
> 5）これを繰り返して処理できる数まで減らす。私は一桁から二桁の下のほう（20位まで）を目安にします。
>
> 検索項目の3ページ以降は捨てる：情報は処理できる分だけ
> 　検索が何十頁にもわたる場合，始めの2頁だけダウンロードします。3ページ以降はとりあえず捨てます。
> 　バイキングの食事で山のように積まれたご馳走を前にして，「同じ料金なら全部食べよう」とはまさか考えません。好きなもの，おいしそうなもの，食べてみたいものを考えて種類と量をバランスさせます。
> （以下略）

おわかりでしょうか。「情報」も胃袋と同じで，自分が処理できる量には限りがあります。「美味しいもの」「是非食べてみたいもの」に限定しなければなりません。

とにかく数を限りましょう。文献検索の場合に一番妥当なのは，キーワードと検索条件（発表年，動物実験とヒトでのデータの区別など）を組み合わせて絞ることです。しかし，もっと単純に「最初の20の文献だけ」というやり方でもかまいま

せん。

　PubMedに限らず通常の文献検索では，結果は新しいものから並びます。その始めのほうだけ採用すると，古いけれど重要なものが必ず脱落しますが，それは心配御無用です。「古くて重要な」論文は，あちこちに引用されているので，論文を読んでいるうちに必ず「ああ，これは大切らしいな」と判明します。

■横道にそれない工夫：制限を加える

　インターネットの問題のひとつは，Aのテーマの文献検索のつもりで開始したのに，Bの文献がみつかって引っかかるとか，ひどいときには音楽や旅の画面に跳んでしまうといった問題です。頻度は個人差があるとしても，経験はどなたにでもあるでしょう。

　これを避けるには，基本的には「自己規制」ですが，具体的なやり方として，テーマをしっかり決めてスタートします。まず接続してから考えるのではなくて，テーマやキーワードを考えておいて，それから接続して画面がでたら真直ぐに進みます。

　接続時間を一応10分とか30分とか決めます。「今日はすぐみつかるはずだから10分」と決めてスタートしたのに30分もかかったとすれば，キーワードが悪いか著者名の綴りに間違いがあるなどが理由ですから，インターネットから降りて調べ直すのが無難です。

　変なところに寄り道するのを避けるには，一方で気持ちを強く持って自らに禁ずる態度も必要でしょうが，もう一方で「お気に入り」や「ブックマーク」からはずすなどして，「つい訪れる」ことを物理的に難しくするのも有効です。

　文献検索の場合，お目当ての論文以外のものを眺めるのはまったくのムダとはいえません。望ましい場合や時には積極的に行う必要さえあるでしょう。とはいえ，度が過ぎないような自己規制は必要です。

■総説・講演・教科書

　本書は「文献検索」を扱っていて，「情報処理」全体をテーマとはしていませんが，「文献以外の情報の重要性」もちょっとだけ触れます。

　インターネットに慣れ，PubMedへのアクセスに慣れると，「勉強はPubMedで」という態度になりがちです。暇さえあればPubMedにアクセスして，論文の要旨や本文を読んで……という態度になります。

　それでけっして悪くはありませんが，新しい領域を勉強するとき，あるいは今まであまり馴染んでいなかった分野を身につけようとする際は，「論文中心」のこのやり方は能率が悪いこと，失敗する危険もあることを承知してください。

　ひとつの領域全体を学ぼうとしたら，「キーワードから論文を探す」よりも，優

I．文献を探す

れた総説・教科書・ハンドブック・モノグラフなどをまずマスターするのが王道です。基本的な考え方や基礎的な手法などは，こういうものにはしっかりと記述されていますが，個々の論文には書いてありません。

　私自身，パソコン好き，インターネット好きなので，「PubMedだけで勉強」に陥らないように自らに戒めています。

　具体的な進め方とすれば

（1）まず教科書。

（2）ついで総説。教科書から見つかることも多い。

（3）教科書と総説の引用や参考文献から，代表的な論文を読む。

（4）それでみつかった著者とキーワードから電子検索。

（5）領域と雑誌が狭く限定されれば，さらに雑誌を手作業や電子ジャーナルでどんどん眺めてもよい。

　というのが標準的なアプローチでしょう。

　とにかく，「PubMed一本槍」，「パソコンだけ」ではなくて，ときどきは別の媒体に臨むようにしてください。

II

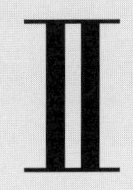

探した文献を処理する

- ■内容の処理
- ■個々の論文の扱い
- ■文献整理の決定版"EndNote"
- ■テキスト形式とは
- ■PDFファイル
- ■HTMLファイルのテキスト化
- ■エディター
- ■素晴らしいWZエディター
- ■タグジャンプの基本
- ■翻訳ソフトの利用

■内容の処理

■CD-ROMからインターネットに：「アクセス」の考え方の変化

　以前は，文献検索の対象は"CD-ROM"でした。それがインターネットになって数年，「非常に変わった」と感じる点があります。

　それはアクセスの頻度と，一度にダウンロードする抄録の数，それに態度ないし心構えです。

　CD-ROMの時代，図書館に行くのはけっこう面倒で，順番を待つことも多かったので，しっかりプランしてアクセスしていくつかのテーマで各々多数の論文をダウンロードしました。正確なデータはありませんが，1週間か2週間に1度出かけて，テーマごとに100位はダウンロードしていたでしょう。

　インターネットの現在では，ずっと気軽に使うようになりました。アクセス回数は1週間に1度どころか多分2日か3日に1度の頻度でしょう。そのかわり，タイトルはたくさんみるけれど実際に論文や抄録をダウンロードするのはほんの3つか4つです。

　これは当然です。「図書館CD-ROM」の時代には，そこへ出かけるのが大変でしたから，「情報を頭に入れる」のでなくて「情報を自分の装置に入れる」努力をしたのですが，手元からアクセスするなら，その場で処理できるだけ入手するわけです。

■ムダなデータを貯めないように

　回数や量だけではなくて，手順も変わりました。以前は，とりあえず大量に採取して後で切り捨てて行く場合が多かったのに対して，現在では最初から不要なものは採りません。

　私の年齢が進んで，新しい情報を処理する能力が乏しくなり，また電子情報採取の目新しさが減ってルーチン化してきた面もありますが，最大の理由は「元のデータベースが巨大で信頼できる」点と「必要ならそのときにアクセスする」方針で進める点です。

　数が少なければ，当然コメントをつけたり，日本語化したり，キーワードをつけたりするのも容易で，「自分の情報」になります。ただし，小さいファイルが多数できて行方不明になるのが別の悩みで，ときどき「ファイル検索」のお世話になります。

■ダウンロードファイルの処理

ダウンロードした論文リストをどう処理したら使いやすいかを検討します。ひとつはEndNoteですが，それは別に項目を設けます。

1）日付と検索情報をつける（図1）

ダウンロードしたファイルの冒頭に，日付と，検索に使用したキーワードを書きます。頻回に使用すると，記憶しきれません。日付は今のパソコンでは入力しなくてもメニューから選択すれば入るので付けましょう。

図1 ファイル冒頭の日付とキーワード
これがあると，次に検索する際に有用。

```
2001年10月1日
キーワード:oximetry

1: Levitt MA. Related Articles
A prospective, randomized trial of BiPAP in severe acute congestive heart failure.
J Emerg Med. 2001 Dec; 21(4): 363-9.
PMID: 11728761 [PubMed - in process]
2: Yamaguchi H. Related Articles
Effects of intermaxillary fixation during orthognathic surgery on respiratory function after general anesthesia.
Anesth Prog. 2001 Fall; 48(4): 125-9.
PMID: 11724220 [PubMed - in process]
3: Lundgren RA, Maier LA, Rose CS, Balkissoon RC, Newman LS.
Related Articles : Indirect and direct gas exchange at maximum exercise in beryllium sensitization and disease.
Chest. 2001 Nov; 120(5): 1702-8.
PMID: 11713156 [PubMed - in process]
```

さらにキーワードをしぼって，眺めることもできます。これは検索機能を用います。そうして，余分なものを切って捨てることもあるでしょう。もっとも，あまり神経質になる必要はありません。電子ファイルは，正確に整理されていなくても，それなりに使えます。検索が容易で，「余分なものがあっても邪魔になりにくい」のが電子ファイルの特徴ですから。

2）ファイルの大きさについて

使っていくうちにわかりますが，あまり大きいファイルは不便です。ファイルに処理を加える際に，呼び出しと書き込みに時間がかかり，万一破壊すれば重大な障害を招きます。私は一応100KBに設定していますが，実際には20KBを越えるものはごく少数になりました。

Ⅱ．探した文献を処理する

EndNoteのようなデータベースならいくらでも大きいものを使え，「全部がひとつだからこそ具合がよい」という考え方もあります。この点は，私は結論を出していません。

3）日本語情報を入れる（図2，3）

データには日本語の情報をいれます。日本人にとっては，その方がずっと情報を捉えやすいからです。日本語，特に漢字は文字の綴りでなくて，「絵」の要素が強くて一見して何だかわかりやすく，それだけ把握しやすくなります。

その際に元の英語を「置換しないで追加する」にします。たとえば，"acid-base" は「酸塩基平衡」と替えてしまわずに，「acid-base：酸塩基平衡」とします。"resuscitation" は「蘇生」で置換せずに，「resuscitation：蘇生」で置換します。そうしておけば，検索で両方にひっかかって便利です。

図2　日本語と英語が混ざった画面
これは抄録部分を日本語のメモにしている。

> Blood gas and acid-base status of conscious pigs subjected to fixed-volume hemorrhage and resuscitated with hypertonic saline dextran.
> Hannon-JP; Wade-CE; Bossone-CA; Hunt-MM; Coppes-RI; Loveday-JA
> Circ-Shock. 1990 Sep; 32(1): 19-29
> AB　ブタに装置を埋め込んでおいて，脱血実験．(37.5 ml/kg over 1 h).
> 7.5% NaCl/6% Dextran 70 (4 ml/kg). で蘇生.
> 脱血で,動脈血 PO2, HbO2, 乳酸, bE, 混合静脈血 PCO2は上昇.
> 動脈血のPaCO2, 血漿HCO3-, BBは低下.
> 混合静脈血の PO2, HbO2, and pHも低下.
> 酸素運搬悪化.
> 乳酸アシドーシス,過換気,血液希釈による.
> saline/dextran 混合高潮液使用で,動脈血 PCO2 増加, BE増加. pH減少
> 静脈血が動脈側によく進んでいるから?
> その後4時間で,いろいろなパラメーターは改善

図3　日本語と英語が混ざった画面
タイトルや抄録部分に，一部日本語を入れたもの。

> A new ear oximeter: 酸素飽和度測定器 for assessment of exercise-induced arterial hypoxemia. Poppius H, Viljanen AA. KScand J Respir Dis. 58(5): 279-83, 1977.
>
> Changes in arterial oxygen saturation: 酸素飽和度 during exercise
> were measured with a new eight-wavelength ear oximeter: 酸素飽和度測定器
> and calculated from blood gas measurements on simultaneously drawn
> arterial blood samples from 48 patients with pulmonary diseases. When the calculated oxygen saturation: 酸素飽和度 during exercise was more than 80% there change in oxygen saturation: 酸素飽和度 (SEE 1.0%). This non- invasive, simple and rapid method seems to be clinically useful for detecting the development of significant arterial hypoxaemia during exercise in patients with pulmonary diseases.

内容の処理

4）文章の日本語化

　もちろん，単語を日本語化するのでなくて，もっと積極的に，抄録全体を日本語化してもいいでしょう。ただし，インターネットは「たくさん獲れる」から，全部日本語化するのは大変な手間なので，気にいった論文，繰り返し使いそうな論文だけにします。その場合も，少なくともタイトルとキーワードの部分は英語を残します。日本語は「加える」のであって，英語を消さないで残すのです。その方が，後で検索のときにひっかかってくれるからです。日本語は，対応する英語を置換機能によって書き加えます。これだけでも，ファイルが見やすくなって，使い勝手が非常によくなります。何が書いてあるか把握しやすいからです。

　日本人にとって，英語は外国語で読みにくい，という要素もありますが，それだけでなくて，日本語とくに漢字は「絵」のように把握しやすい，という要素が大きいように感じます。個人差はあるでしょうが，私一人の現象とも思えません。

　とにかく何かの理由で日本語化したら，それは同じファイルに書き込んでおきます。

　自動翻訳については別の章で説明します。

　私は，ダウンロードしたファイル自体の処理はここまでで，ここから先はその中の論文ごとに扱いが違います。

■個々の論文の扱い

前節ではダウンロードしたファイル全体を処理するやり方を説明しましたが，今度は個々の論文の扱いを説明します。これについては個人ごとにやり方が異なるでしょうが，とにかく私のやり方をお示ししますので，参考にしてください。

■簡単な要約を書く

私は簡単な要約を書きます。その書き方や長さなどは明確には決めず，気まぐれですが，「フォーマット」は決めておきます。それを表1に書きました。

表1

日本語タイトル
目的
背景
研究の場
対象
使用薬物と機器
測定項目
方法
解析
結果：1）2）3）4）5）6）7）
結論
コメント
解説者
文献
原語タイトル，著者，雑誌名，年，巻，初めと終わりのページ
施設

この項目を全部書く必要はありませんが，「必ず書く」と決めている項目がいくつかあります。まれに，結果と結論を合併させることもあります。

目的：研究の目的です。

結果：結果の中のひとつ

結論：もちろん

コメント：私のコメント

文献：これは下の順序で記述。

原語タイトル，著者，雑誌名，年，巻，初めと終わりのページ

要約は厳密にはやりません。基本的には自分のメモですから，詳しい必要もありません。ただし，「論文を読んだからには」目的と結論程度は記録するという気持

ちです。この辺が紙のコピーと違うところで，コピーなら下線やちょっとした書き込みだけのこともありますが。

■その要約の扱い

　論文を具体的にどう扱うかを，図4に元の英文の原文を，図5に日本語の要約を載せます。これは丁寧な日本語要約で，理由はある雑誌に掲示するので「他人が読んでわかる」ように意識して詳しく紹介しているからです。

図4　原論文

1: Anesthesiology 2001 Jul; 95(1): 30-5
Shannon entropy applied to the measurement of the electroencephalographic effects of desflurane.
Bruhn J, Lehmann LE, Ropcke H, Bouillon TW, Hoeft A.
Department of Anesthesiology and Intensive Care Medicine, University of Bonn, Germany.
jbruhn@mailer.meb.uni-bonn.de
BACKGROUND: The Shannon entropy is a standard measure for the order state of sequences. It quantifies the degree of skew of the distribution of values. Increasing hypnotic drug concentrations increase electroencephalographic amplitude. The probability density function of the amplitude values broadens and flattens, thereby changing from a skew distribution towards equal distribution. We investigated the dose-response relation of the Shannon entropy of the electroencephalographic amplitude values during desflurane monoanesthesia in comparison with previously used electroencephalographic parameters. METHODS: Electroencephalographic records previously obtained in 12 female patients during gynecologic laparotomies were reanalyzed. Between opening and closure of the peritoneum, desflurane vapor settings were varied between 0.5 and 1.6 minimum alveolar concentration. Electroencephalographic Shannon entropy, approximate entropy, median electroencephalographic freq!
ue!
ncy, SEF 95, total power, log total power, and Bispectral Index were determined, and their correlations with the desflurane effect compartment concentration, obtained by simultaneous pharmacokinetic-pharmacodynamic modeling, were compared. RESULTS: The electroencephalographic Shannon entropy increased continuously over the observed concentration range of desflurane. The correlation of the Shannon entropy (R2 = 0.84 +/- 0.08, mean +/- SD) with the desflurane effect compartment concentrations is similar to approximate entropy (R2 = 0.85 +/- 0.12), SEF 95 (R2 = 0.85 +/- 0.10), and Bispectral Index (R2 = 0.82 +/- 0.13) and is more statistically significant than median frequency (R2 = 0.72 +/- 0.17), total power (R2 = 0.67 +/- 0.18), and log total power (R2 = 0.80 +/- 0.09). CONCLUSIONS: The Shannon entropy seems to be a useful electroencephalographic measure of anesthetic drug effect.
Publication Types: Clinical Trial
PMID: 11465580 [PubMed - indexed for MEDLINE]

II. 探した文献を処理する

個々の論文の扱い

図5

> 日本語タイトル：デスフルレンの脳波の判定にシャノンエントロピーを使う
> [目的] デスフルレンの脳波判定にシャノンエントロピーを採用して，既存の脳波指標と比較する。
> [背景] シャノン（人名）エントロピーは，時系列事象の「秩序」の指標として標準的に使われる。鎮静薬の量を増すと脳波の電位振幅が高くなる。振幅値の確率密度関数は，幅が広く平らになり，歪みが消えて均等な分布に近づく。
> [対象] 12例の婦人科開腹手術で，すでに採取していたEEG記録を再利用して別の方法で分析。
> [方法] 開腹から閉腹までの間に，デスフルレン吸入濃度を0.5～1.5MACの間で変動させた。シャノンエントロピー，概算エントロピー，SEF50，SEF95，脳波全パワー，その対数値，BISなどを計算して，相互間とデスフルレン濃度との相関係数を定めた。デスフルレン濃度は吸入濃度ではなく，ファーマコキネティクス/ファーマコダイナミックスモデルで脳の濃度を定めて使用した。
> [解析] シャノンのエントロピーHは，
> H = -Σ[pi*log(pi)]
> としてオフラインで計算した。iは時系列データの幅内のデータ数（エポック：たとえば5秒間とか）であり，piはその時点で脳波振幅値viが起る確率である。エポックの長さとサンプル率でサンプル数が決り，振幅の細かい分け方で分解能が決る。
> [結果] 1) シャノンエントロピーは観察濃度の範囲で，麻酔薬の濃度と平行して増加した。
> 2) 相関係数（R2 = 0.84）は，概算エントロピー（R2 = 0.85），SEF95（R2 = 0.85），BIS（R2 = 0.82）と同じで，SEF50・脳波全パワーなどより有意度が高い。
> 3) シャノンエントロピーの分解能を増した場合，R2値はデータ数1024で最大に達し，それ以上に増してもR2は向上しなかった。
> 4) 振幅分解能は12ビットが5ビットよりよかったが，差は小さかった。5ビット未満ではR2が低下した。
> [結論] シャノンエントロピーは吸入麻酔深度の判定に使えそうである。
> [解説] ドイツのボン大学の発表。計算法は難解だが原理は明快で，BISのように隠されていない。高速フーリエの窓関数の問題もない。シャノンは，1916年生れの情報理論創始の数学者で，熱力学のエントロピー概念を「情報」に当てはめた人。
> 解説者：諏訪邦夫
> 文献：Bruhn J, Lehmann LE, Ropcke H, Bouillon TW, Hoeft A. Shannon entropy applied to the measurement of the electroencephalographic effects of desflurane. Anesthesiology. 2001 Jul; 95(1): 30-5.
> ◎ "c:¥data¥aa¥aa2T12¥Bruhn109.txt"

　こうしてできた要約は短いファイルですが，単独では放置するとその後見つかりにくくなります。内容に応じた適当なフォルダには入れますが，それだけではなくて，原則として「タグジャンプ」（後述）でほかのファイルと連携させ，必ずどこかから引けるようにします。もしまとまっていくつかのファイルを作るときは「目次ファイル」をつくってそこから引けるように工夫し，一方このファイルから「目次ファイル」にも戻れるようにします。

Ⅱ．探した文献を処理する

　もうひとつ，そもそも文献検索しているのは，講義・論文・解説・本などに使う目的ですから，そうした論文・解説・本などの原稿にもタグジャンプのタグを埋め込みます。一番下の行

　◎ "c:¥data¥aa¥aa2T12¥Bruhn109.txt"

がこの論文要約のタグです。

■文献整理の決定版"EndNote"

　私はインターネットからとったデータを全体としてテキストデータとして保存し，個々の論文はそこで説明したように処理します。しかし，それをまとめて処理するのに最適の「決定版」ともいうべきものが，「エンドノート：EndNote」という名前のソフトです。

　このソフトの行うことは，「テキストデータを自動的にデータベースにしてしまう」ことと「いろいろな出力の書式を出せる」ことのふたつです。

　といっても，読者の方々には何のことか必ずしもわからないかも知れませんから説明しますが，言葉で説明する前に実例を示しましょう。

■EndNoteができることの例

　インターネットからとった文献のリストをEndNoteに移すと大変使いよくなりますが，すでにEndNoteに移ったとして，それで何ができるかをみましょう。移し方はあとにします。

　EndNoteはデータベースです。データベースの特徴として，次のようなことができますが，やり方がすでにサンプルとして入っています。

　たとえば，インターネットからとったテキストのデータは，年代の新しいものから古いものに向かって並んでいるのが普通ですが，そのままではたとえば「著者のアルファベット順に並び替える」ことはできません。ところがEndNoteはそれをいろいろにいじってくれます。

　(1) 著者名のアルファベットでならべる
　(2) 発表の年代順にならべる
　(3) 「著者名，タイトル，雑誌名，巻，始めのページ，発行年の書式」（一番標準的な雑誌の参考文献の書式）にあらためる（図6a）
　(4) この書式を自由に変える。たとえば，年を著者名のすぐ後において括弧にいれたり，年を雑誌名と巻の間に移動する
　(5) タイトルを省略する（一部の速報誌のように短い文章の場合の形式：図6b）
　(6) 第1著者だけで，第2著者以降は"et al"とする

　ほかにもいろいろなことができますが，とりあえず例としてこれくらいを挙げておきましょう。

図6 エンドノートで2種類に並べ換えた例を2つ

a)

Altemeyer, K. H., Mayer, J., Berg, S. S., & Fosel, T. (1986). [Pulse oximetry as a continuous, noninvasive monitoring procedure. Comparison of 2 instruments].
Anaesthesist 35(1), 43-5.
Barker, S. J., Tremper, K. K., & Gamel, D. M. (1986). A clinical comparison of transcutaneous PO2 and pulse oximetry in the operating room. Anesth Analg 65(7), 805-8.
Beeby, C., & Thurlow, A. C. (1986). Pulse oximetry during general anaesthesia for dental extractions. Br Dent J 160(4), 123-5.
Block, F. J., & Detko, G. J. (1986). Minimizing interference and false alarms from electrocautery in the Nellcor N-100 pulse oximeter.
J Clin Monit 2(3), 203-5.

b)

1 .K. H. Altemeyer, J. Mayer, S. S. Berg, T. Fosel,
Anaesthesist 35, 43-5 (1986).
2. S. J. Barker, K. K. Tremper, D. M. Gamel,
Anesth Analg 65, 805-8 (1986).
3. C. Beeby, A. C. Thurlow, Br Dent J 160, 123-5 (1986).
4. F. J. Block, R. L. Meetze, W. H. Frazier,
J Clin Monit 2, 289-91 (1986).

■ EndNoteが行うのは何か

　EndNoteが行うことは，大きく分けて2つあります。「データベース化」と「データベースの利用」の2つです。その各々を説明しましょう。

1）データベース化
（1）テキストとデータベースはどう違うか
　テキストとデータベースを比較してみましょう。テキストはただ文字がつながったもので，いわば「巻き紙に書き連ねたもの」です。「ページ」の考え方さえも，特に指定しないかぎりはっきりしません。
　一方，データベースはカード，それも非常に強力なカードです。パンチカードはただのカードより強力ですが，データベースはそのパンチカードより強力で，項目がしっかり分かれているパンチカードといってもいいでしょう。紙のカードだと，ヘッディングにつけたものの順序でしか並べられませんが，データベースでは各項目がしっかり分離しているので，著者名で並べることも，発行年で並べることも，カードの中の項目の順序を変えることも，特定の条件にあうものを選ぶことも，まったく自由自在です。そこで，上のようなすごいことができます。

Ⅱ．探した文献を処理する

パソコンはこういうのは得意で，たとえば「マイコンピュータ」ではフォルダの中のファイルを「名前の順序」「作成順序」「大きさの順序」「ファイルの種類の順序」などで並べ替えが可能なことをご存知でしょうが，EndNoteもそういう性質を利用しています。

たとえば(1)の「著者名のアルファベットでならべる」のは，「著者名のアルファベットでならべろ」という指令をプログラムに書いておけばいいのです。EndNoteにはこのプログラムが入っています。(2)の年代順にならべるのも同じです。

(3)の「著者名，タイトル，雑誌名，巻，始めのページ，発行年の書式」に書き改めるには，「カードの中の項目をこの順序に並べて，さらに項目の間に必要な空欄をいれたり，コロンやピリオドを書け」というプログラムを書いておけばいいのです。EndNoteにはこれも入っています。

(2) テキストをデータベースに変えるには

いくらEndNoteがすぐれたプログラムでも，何か手掛かりがなくては，テキストをデータベースに作りなおすことは不可能です。ところが，PubMedのフォーマットは決まっているのでそれが可能です。

EndNoteは論文のフォーマットを手掛かりにして，これから項目をつくってデータベースとして分類してしまいます。巻き紙を切り離してカードとし，さらに項目に分類してパンチするという感じです。

PubMedのデータそのものが，本来はテキストではなくてデータベース形式なので，きれいなデータベースに戻しやすいのでしょう。

2) データベースの利用 ── EndNoteの真価

EndNoteの真価は，2つあります。ひとつは上記のようにデータベースに戻してしまう点です。「自動的に」というところがみそです。頭をつかってプログラムを書いてというのは，大抵の人には不可能です。プログラムを書く能力のある人でもけっこうな手数や時間がかかります。それを「自動的に行う」くらいに，EndNote自体が汎用性が高くてよくできています。

もうひとつは，EndNoteのデータベース形式になってからも，個々のデータ同士や項目同士を自由に並べ換えたり，書式を変えたりする強力なプログラムを内蔵している点です。

EndNoteを使うと，Aの雑誌の参考文献の形式からBの雑誌の参考文献の形式に，簡単に換えられます。「A誌に投稿して断られたら，その日にB誌に投稿できる」というのがEndNoteの謳い文句で，同じことを研究者の間でも冗談にいうようです。

■マッキントッシュからはじまった

　EndNoteはしばらくの間，マッキントッシュ版だけでしたが，やがてMS-DOS版が登場し，すぐウィンドウズ版もできました。プログラムの出来映えとそれに対する要求から考えれば当然です。

　ところで，興味があるのは，なぜこの型のソフトウェアがマッキントッシュのEndNoteで始まり，ウィンドウズ版はできたものの現在も競合ソフトがないかの点です。簡単ではないとしても，素人の私でもプログラムのイメージは描けますから，少し能力のある人ならば制作できるはずです。それなのに，なぜプログラムが存在しないのでしょうか。

　それを私はこう考えます。第1の理由は「マッキントッシュ」です。マッキントッシュは，当初から基本的に「遊び心」が豊かで，「頑張れば手作業でもできることをパソコンにやらせる」という精神が旺盛でした。だからこそ，こういうプログラムが開発されたのでしょう。項目の順序を入れ替える作業は，ひとつの論文の参考文献程度の数（20か30）なら手で行ってもたいしたことではありませんが，これはパソコンが得意とするところで，ひとつ入れ替えるのも100入れ替えるのもパソコンには同じ手間です。

　本書の前身の元の原稿には，「データベースにするか」という項目がありました。そうして，「個人のレベルではデータベースは必要ない」と結論していました。しかし，EndNoteをみれば，この結論はあやまりで，PubMedからこれほど大量のデータがとれ，それがこれほど簡単にデータベースになり，しかも自由自在に利用できるのですから，データベースを使用しておかしくありません。

　EndNoteを使用するかは，論文を多数書くか否かで決めればよいでしょう。私自身は「書く論文の数が少ないからEndNoteは不要」と考えていますが，でももしかすると「EndNoteを使わないから論文数が少ない」という方向に働いているかも知れません。

■EndNoteの情報を入手するには

　日本では「ユサコ」という会社がEndNoteを扱っており，通常のヴァージョンはウィンドウズ版もマッキントッシュ版も5万円程度ですが，お店では少し廉いかも知れません。

　EndNoteに興味がある方は，インターネットの検索ソフト，たとえばヤフーで"EndNote"として調べてください。仮名書きの「エンドノート」よりも，上記の横文字の商品名のほうが必要な情報が得られます。仮名書きの「エンドノート」として検索すると，「エンド」と「ノート」の掛け算になって，「ローエンドのノートパソコン」などというのがひっかかってきます。

Ⅱ．探した文献を処理する

EndNoteは論文を書く人には多分例外なく役立つソフトです。アドレスは，
http://www.usaco.co.jp/niles/endnotemain.html

文献整理の決定版 "EndNote"

■テキスト形式とは

インターネットからとったデータは、その時点では「テキスト形式」になっています。そこから先をどう処理していくかは、使用するソフトウェアで道が分かれます。

その前に、「テキスト形式」というものの意味をちょっと調べておきます。

■「テキスト形式」の意味

インターネットからとった文献データの形式と、ワープロソフトがつくる文章とは少し差があります。インターネットからとったものは「テキスト形式」の場合が多いのです。その説明をします。

ウィンドウズの「アクセサリ」に「メモ帳」という項目があります。このメモ帳を開いて、左上の「ファイルを開く」を指定してください。すると開くファイルを探す窓がでます。そこで下のほうにある「ファイルの種類」というところをみると、デフォルト（「特に指定しない条件」）では、「テキスト文書」となっているはずです。そこに何かあったら、それを開いてみてください。文書が開けました。内容は読めるはずです。そうしたらその文書を閉じます。

図7は私のパソコンで"Setupxlg.txt"という名前のファイルを開きました。読者の方のパソコンにも同じ名前のファイルがあったら開いて見てください。内容は同一ではないでしょうが、単語の意味はわかる事柄が羅列されています。

図7

```
Time Stamp: Thu May 11 08: 36: 02 2000
cbDiskPrompt : File copy canceled on:
-------------------------------
-------------------------------
```

図8は私のパソコンで"autoexec.bat"という名前のファイルを開きました。".bat"というのは「バッチファイル」という名前のファイルで、ちょっと特殊な役割を果たしますが、内容は文字で書いたテキストファイルです。

図8

```
@ECHO OFF
REM [Header]
loadhigh c:¥windows¥COMMAND¥nlsfunc.exe c:¥windows¥country.sys
C:¥UTIL¥PPM98.EXE

REM [CD-ROM Drive]
REM LOADHIGH C:¥WINDOWS¥COMMAND¥MSCDEX.EXE /D:MSCD000 /L:L
REM [Miscellaneous]
REM [Display]
REM [Sound, MIDI, or Video Capture Card]
REM [Mouse]
```

　次に,「ファイルの種類」の項目をマウスでクリックして探すと「すべてのファイル（*.*）」という項目がでてきます。これで「開く」を指定すると目次のところにもっと多数のファイルがでてくるはずです。その中で,先ほどはなかったもの,あるいは「拡張子」(ファイル名のうちで,"."［ピリオド］の後の3文字)が"txt"でないものを選んで,開いてみてください。

　何が起こりましたか? こんどはわけのわからない模様のようなものがパラパラとでてきただけですね。たとえば,".doc"のものを開いたのならMS‐WORDのファイルですから内容の基本は文字のはずですが,多分何も読めないでしょう。

　ウィンドウズの「メモ帳」は,テキストファイルの文字しか読めないソフトウェアです。そうして,テキストファイルには文字や記号「だけ」が入っています。

　このようにアルファベットや日本語の文字がそのまま入っているのが,「テキスト形式」のファイルです。

　一方,大抵のファイルは,メモ帳で見ようとしても,何かわけのわからない符号がでるだけです。図形のファイルなどはもちろん,ワープロソフトで書いた文章も,一般にはメモ帳では読めません（図9）。

■テキストはOSの基本

　「テキスト」はOSの基本です。文字データに関しては,すべてのデータの基本になっています。それどころかOSが異なるパソコン同士,つまり,ウィンドウズでもマッキントッシュでも,UNIXでも,最近注目されるLINUXでも,形式は共通です。だからこそ,ウィンドウズのデータをマッキントッシュで読み書きしたり,その逆も可能であり,さらにウィンドウズの人とマッキントッシュの人がインターネットでメールを交換できます。

　一方,テキスト以外の文章は,たとえ文章であっても別のソフト,別の機種では読めません。ワープロソフトで書いた文章はこの「読めない」データで,たとえば

図9 "command.com"を「メモ帳」で開こうとすると、「大き過ぎてメモ帳では開けないのでワードパッドで開きます」というメッセージが出て、こんな訳のわからない画面になる。

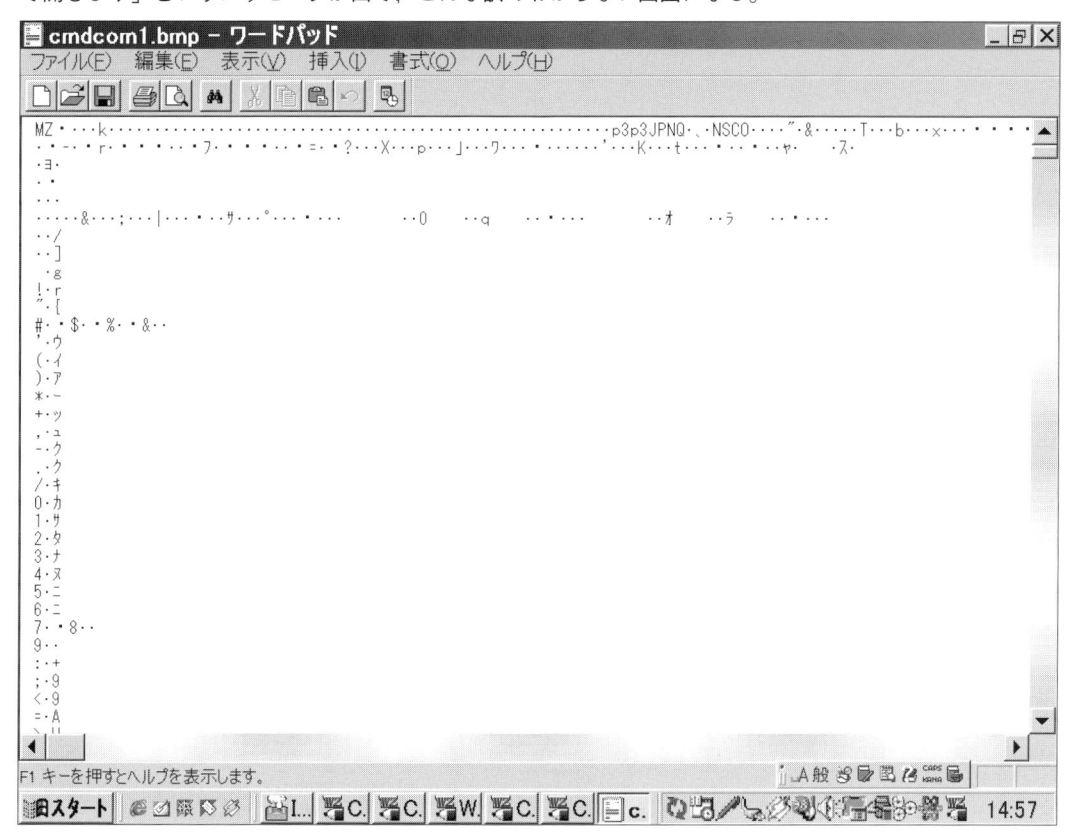

MS-WORDのマッキントッシュ用は使っている人がほとんどいませんから、ウィンドウズ版のMS-WORDの文章をマッキントッシュで読むことは、通常は不可能です。いいえ、同じパソコンでも一太郎の文書をMS-WORDで読むことや、MS-WORDの文章を一太郎で読むことも、直接は不可能です。

　テキスト形式なら、こんなことは起こりません。テキスト形式のファイルは、どのパソコンでもどのソフトでも読めます。メモ帳でもワードパッドでも、MS-WORDでも一太郎でも読めます。それどころか、ExcelやPowerPointでさえも開いて読めます。

　テキスト形式のファイルの特徴は、OSの規格のままの文字になっている点です。

■テキスト形式のファイルを作るには

　テキスト形式のファイルを作ったり読んだりする方法は2つあります、ひとつは馴染みのワープロソフトを使う方法、もうひとつはエディターを使う方法です。まず、前者から説明します。

Ⅱ．探した文献を処理する

1）ワープロソフトでテキストを読む

　MS‐WORDなどのワープロソフトはテキスト形式のファイルを自由に読み書きできます。まずテキストファイルを読んでみます。パソコンに入っているテキストファイルをどこからか探してください。たとえば，「ファイル検索」で".TXT"（文字は小文字でもよい）を探すように指定すると必ず見つかりますから，それを馴染みのワープロソフトで開きます。あるいは「メモ帳」で書いて保存したものをワープロソフトで開くのもけっこうです。中身は必ず読めます。

2）ワープロソフトでテキストを書く

　次は，テキストファイルを書く練習です。ワープロソフトで何か簡単な文章を書いて，「名前を変えて保存」を指定し，ファイルメニューで「ファイルの種類」をマウスでクリックして探して，「テキストのみ（*.txt）」というところを出し，適当な名前（これを"ABC"としましょうか）をつけると，"ABC.txt"というテキスト形式のファイルができます。

　もし，興味があったら同じ"ABC"という名前で「ワード文書」保存もして，"ABC.doc"というファイルも作って，サイズを比べてください。サイズを比べるには「マイコンピュータ」などで「詳細表示」を指定すれば見えます。テキストは極端に小さく「ワード文書」はかなり大きいのがわかります。

3）エディターでテキストを読み書きする

　テキスト形式のファイルを読み書きするもう一つの方法は，「エディター」というプログラムを使用することです。エディターは，テキストを作ることを目的としたプログラムです。エディターのことは別に項目を設けて，詳しく説明してあります。前に示したウィンドウズのアクセサリにある「メモ帳」も一種のエディターですが，これは機能が弱くて本気になって使うだけの実用性はありません。

■テキスト形式のファイルをつくるもの

　エディターはテキスト形式のファイルをつくるソフトの代表格ですが，そのほかにもテキスト形式のファイルを作るものがあります。

　本書の中核であるインターネットのデータをダウンロードしたものも，拡張子は必ずしも"txt"ではありませんが，テキスト形式のファイルです。翻訳ソフトでできる文章などもテキスト形式のファイルです。

　一見テキストとは無関係に見えるソフト，例えば作表ソフト"Excel"のデータをテキスト形式にすることもできます。やり方はほかと同じで「名前を変えて保存」を指定し，ファイルメニューで「ファイルの種類」をマウスでクリックして探して，「テキスト（*.txt）」というところを出し，適当な名前をつけて保存します。

こうして「テキスト形式のデータ」にしておくことは，それなりにメリットがあります。たとえば，Excelで作ったデータを文章にとり込む際，Excelから直接コピー/ペーストも可能ですが，それにはExcelを開く必要があって少々うっとうしく感じます。データがテキスト形式になっていれば，使用中のエディターから別のファイルを開くだけで高速で能率があがります。

■テキスト形式のファイルから文章を取り込むもの

パソコンのソフトには，テキスト形式のファイルから文章を取り込むものもいろいろあります。翻訳ソフトを使うにも，テキストにしておいて翻訳させます。翻訳ソフトは，一般にテキスト形式のファイルを翻訳の対象とし，結果もテキストで作ります。

つまりパソコンで文字情報を扱うには，基本的にテキストにしておいた方が便利なのです。特に，書式や書体や印刷の情報は必要でない，純粋の「文章」の類はテキストが便利です。

■テキストを印刷するには

テキストを印刷する方法を説明します。エディターは印刷機能はまったくないか，あっても貧弱で，「一応文字が出ればよい」というなら，この貧弱な印刷機能でも役に立ちますが，本格的な美しい印刷が必要ならワープロソフトにもちこみ，「文書」として整形して印刷します。

ここで重要なのは，テキスト形式のファイルをワープロソフトでは扱えるけれども，ワープロ形式のファイルはテキストを処理するソフトでは扱えない点です。

■テキストで失われる情報のリスト

ワープロで書いたものを「テキスト形式」で保存することによって失われる情報のリストを挙げましょう（表2）。基本的には，「ワープロがもっていて，エディターはもっていない機能」がそれに当ります。「そのソフト独自の情報で，OSがもっていない機能」といってもいいでしょう。こういうものは失われます。

■テキスト形式のファイルの利点

ワープロでなくて，テキスト形式のファイルを中心にしていくことの利点は，ひとつはOSに近くてメモ帳などOS付属のもので処理できます。OSの拡張コマンドとでもいうべき"Grep"という検索命令も使用できます。"Grep"は後に説明します。

別のワープロソフト，たとえばMS‐WORDとのやりとりは前に説明しました。

II．探した文献を処理する

表2　テキストで扱えない情報

例：
印刷の指定　　　　　　：紙の大きさ，1ページの行数，1行の文字数，文字の大きさなど
独特の文字　　　　　　：上つきや下つき文字
文字の飾り　　　　　　：下線，影をつけるなど
文字のサイズ　　　　　：エディター自体の中ではサイズは変えられますが，保存はしません
文字の種類（フォント）：斜体，下線なども含みます
表や図の情報　　　　　：罫線など
その他　　　　　　　　：脚注・索引をつける機能
　　　　　　　　　　　：作表機能，図を描く機能

テキストで扱えないファイル
表，データベース，グラフ，絵と図など
ようするに文字以外のものすべて

■テキスト形式のファイルを使うときの注意

　テキスト形式のファイルを使うときの注意を2，3説明します。ワープロだけを使用している方にはちょっとしたコツが必要です。

テキストデータとワープロデータの使い分け

　まず大切なのは，「テキストデータ」と「ワープロデータ」の使い分けです。前にも説明したように，ワープロデータをそのままテキストデータとすると，印刷情報，罫線情報，特殊文字や字飾り情報などが失われます。テキストは文章そのものだけです。長い文章の「文章部分」はテキストで十分ですが，投稿文章やスライド作成などで表や項目をしっかり保存するにはテキストは不適切です。
　解決法は2つあるでしょう。

(1) テキストとワープロの2つを作る

　ひとつのやり方は，データを2つ作ります。文章を書く時点では「書く」ことに向いた「エディター」を使用して書いて，".TXT"という拡張子をつけて保存します。次に，これをワープロソフトで読み込んで印刷の指定や文字の飾りをつけます。こちらは，そのワープロ指定の拡張子，MS‐WORDなら".doc"をつけてワープロ形式で保存します。
　このやり方には欠点があります。同じようなファイルが2つできるので，ファイルリストが混雑します。それに一方を書き換えたときに，自動的に他方を書き換える機能がないのも不便です。

(2) テキストとワープロの2つを分離する

　もうひとつのやり方は，文章部分をテキスト形式で書いて，スライド原稿や表の

テキスト形式とは

部分のようにワープロ機能の必要な部分だけをワープロ形式にしておくことです。その際に，お互いに「表は，XXの名前のファイルにある」「文章部分はYYの名のファイルにある」という注釈を付けることにしましょう。そうすれば行方不明になって困るのを防げます。

　私自身は両方使いますが，どちらかといえば（2）のやり方に強く依存しています。特に，私のエディターはワープロだけではなくて図や写真のファイルも簡単に参照してくれるので，この方法を利用しやすいのです。

　エディターのことは，別に項目をもうけて詳しく説明します。

■是非テキスト形式のファイルを使いましょう

　そういうわけで，文章を書くにも是非テキスト形式のファイルを使いましょう。ワープロでたくさん文章を書いてあっても，たいていはテキストで十分で，ワープロの機能は必要ないものが多いのではないでしょうか。パソコンを使えば使うほど，「文章だけ」の比率が高くなります。そうして，図が多くなったり，表が多くなったりしても，後で述べるように処理できます。

　テキストの使用に慣れることが，パソコンの世界を広げるひとつの重要なステップです。

　表3に原稿用紙と電子記録量の関係を示しました。この章の原稿は，原稿用紙なら20枚分で，16,000バイトあるいは16KBです。20枚と聞くとけっこう長文のようですが，フロッピィ1枚のたった75分の1です。

表3　原稿用紙と電子記録量の関係

文字1字	2バイト
400字	800バイト
この章の原稿（20枚）	16KB（KBはキロバイト）
フロッピィ1枚	1.2MB（1200KB）
CD-ROM1枚	540MB
原稿用紙1,500枚分	フロッピィ1枚満載
原稿用紙67万枚分	CD-ROM1枚満載

■「文章」と「文書」は違う

　テキストとワープロの差を「文章」と「文書」の差として表現することができます。

　「文章」を書くのと「文書」を作るのとは，作業の性格が少し違います。学会のXX委員会に提出する「報告書」は「文書を作る」ですが，論文や本を書くなら「文章を書き，それを練り」ます。そうして，文章ができてから「文書」の形に仕上げるのが普通でしょう。「文書」の形に仕上げるのは「美しくする」とか「見や

すくする」作業で，文章を練るのと性格が違います。

　「文章」と「文書」は一般的にも少し違いますが，パソコンの中での扱いは明確に異なります。「文章」とは文字の羅列つまり「原稿」で，「文書」はそれを印刷するスタイルや見出しを大きい文字や飾り文字にする情報も加えたものです。「文章」または「原稿」はエディターでもワープロでも書けますが，「文書」を作るにはワープロソフトを使わねばなりません。なるほど「文章」は「書く」もので，「文書」は「作る」ものですね。

　「文章」は文字の羅列ですから，基本的にはソフトウェアに依存しないわけです。

■PDFファイル

■PDFファイルとは

　インターネットで論文をみていると，論文が時折"PDF"という形式で提供されることがあります。PDF形式とは"(Adobe) Portable Document Format"の略で，"Adobe"はこのファイル形式を提案しソフトウェアも販売している会社の名前です。

　PDFファイルには雑誌の頁などがそのままの形で表現されており，当然ファイルはただの文章だけのテキストファイルよりは大きいけれど，「巨大」ではありません。たとえば，ある例では3頁の論文で190KB程度でした。テキストならその1/10程度でしょう。しかし，純粋の図では1MB程度になるので，それよりはずっと小さいわけです。理由は，文字は原則として「図形」ではなくてテキストとして入っており，その配置や大きさの情報を図形として指定していることに拠っています。

■PDFファイルを読むには

　このPDFファイルを読むには，"Adobe Acrobat Reader"というソフトウェアが必要で，これは無料で提供されているので，それをダウンロードして自分のパソコンに組み込んでおきます。このソフトウェアが組み込まれているパソコンでは，PDFファイルを読もうとすると自然にこのソフトウェアが開いて画面に表示してくれます。

　"Adobe Acrobat Reader"は"Adobe Acrobat"という大きなソフトウェアのうちから，PDFファイルを表示，検索，印刷する機能だけを切り出したもので，PDFファイルを作成する機能は限定されています。

■PDFファイルのテキスト化

　PDFファイルに何種類かあって，テキスト化可能なものと不可能なものがあり，後者はダウンロードしてパソコンに取り込むことはできても，テキストにはなりません。ただし，テキストが不可能ではあっても，その文書の内部で文字や単語を検索することは可能で，ファイルの内部でも文字になっており，サイズも小さいので単なる図形ファイルとは違います。

　このPDFファイルの文字部分をほかに写そうとすると，できる場合とできない場合があり，さらにその難易度にもいろいろあります。

　(1) 文字部分をふつうにコピー/ペーストできるもの
　(2) それ自体はコピー/ペーストできないが，ほかのソフトウェアがコピーして

Ⅱ．探した文献を処理する

くれるもの。

　(3) 文字部分をコピーはできるようだが，ペーストしようとすると元とは違う文字になるもの

　(4) 文字部分のコピーがまったく不可能なもの

　こうしたコピーの難易度の差は，ファイルの「種類の差」というよりは「属性の差」ということのようです。コピー/ペーストができないという意味では，(3) と (4) は同等ですが，やり方がどこかで違うのでしょう。

　(1) に関しては問題はありません。読むだけではなくて，自分なりの書き込みをしたり，日本語に置き換えたりできます。(2) については，一部の翻訳ソフトがこれを行ってくれる場合があります。まれに，インターネットでアクセスした段階ではコピー/ペーストできないけれど，ファイルとして自分のパソコンに移動するとコピー/ペーストが可能になる場合もあります。理由はわかりませんが，おそらくファイルの属性がかわるのでしょう。

　(3) と (4) に対しては，基本的には「読むだけ」です。ファイルをわざわざこの形に作ることは，作った人が著作権などに神経質で，このPDFの文章を「写して欲しくない」と主張している，と解釈できるでしょう。

　どのファイルがどのグループに属するかは予め見分ける方法もあるかも知れませんが，私は「試行錯誤」で見分けています。

　(3) や (4) のものをどうしてもテキストにしたければ，絶対に不可能ではありません。まず，このPDFファイルを画像として別の形式で保存します。その画像ファイルをスキャナーにかけて，OCRを使ってテキスト化します。迂遠なやり方ですが，少量のデータをどうしても行いたい場合には，使えます。

　もっとスマートな方法もあるかも知れませんが，書いた人が「写して欲しくない」と主張しているものを無理に写すのは避けます。

　Adobeのホームページのアドレスは
　http://www.adobe.co.jp/products/acrobat/

■HTMLファイルのテキスト化

■インターネットのファイルとHTML

インターネットのブラウザでみる画面，つまり"Internet Explorer"や"Netscape"でみる画面は"HTML"という言語仕様で書かれています。

ここから，情報をダウンロードするときに，自然にテキストファイルになる場合もありますが，そのファイル自体を「名前をつけて保存」する場合，一般にはこの"html"仕様になります。

■HTMLファイルをテキスト化したい

"html"仕様のファイルは，同じブラウザで開けば同様に眺めることは可能ですが，「ブラウザ」は文字通り「眺める」ソフトウェアで，書き込みや編集はできません。書き込むためにはテキストファイルやワープロファイルにする必要があります。

html仕様のファイルをエディターやワープロで強引に開こうとすると，たくさんごみがついてきます（図10）。

これを「テキストファイル」にする方法は2つあります。

1）コピー/ペーストで行う方法

htmlの画面全体，あるいは必要な部分を「編集」機能でマークし，そこからコピー/ペーストして新しいファイルとすれば，テキストファイルができます。実際的で知っておくと便利な方法です。

2）対応する特殊ソフトウェアを使用する方法

html仕様のファイルから，文字や文章部分を抜き出して，ゴミをはずしてくれるソフトウェアです。私が使う「変換ファイル」は"HtoX32"という名前のソフトウェアで，インターネットでみつけたフリーソフトウェアです。

html仕様のファイルをその仕様でダウンロードしておき，それから「変換ファイル」を起動しておいて，その画面にテキスト化したいファイルをドロップすれば同じフォルダにテキストファイルができます（図11）。改行などはずれることがありますが，それはエディターで整形します。

"HtoX32"をダウンロードするアドレスは，

http://win32lab.com/fsw/htox.html

この種のものは，ほかにもいろいろありそうです。

II. 探した文献を処理する

図10　HTML仕様のファイルをエディターで開いたもの：著者作成のあるホームページのもの

テキストの文字や文章以外に，意味のわからないマークが多数ついている。

```
<HTML>
<HEAD>
<TITLE>JMGHAA:THE JAPAN MGH ALUMNI ASSOCIATION</TITLE>
</HEAD>
<BODY bgcolor="aqua">
<CENTER>
<IMG src="bnjmgh9.gif">
</CENTER>
<H2>
This is the home-page of JMGHAA,THE JAPAN MGH ALUMNI ASSOCIATION.<BR>
</H2>
<BODY alink="black"><A href="hpjmgh9.htm"><H3><FONT color="yellow">
<P align="center">Japanese version is here.</P>
</H3></FONT></A></BODY>

<P>
In response to the resquests of the members, we opened up a home page of JMGHAA,THE JAPAN MGH ALUMNI ASSOCIATION.<BR>
<H10>Made by an amateur, this page may not look too impressive.
</H10><BR>
<H10>Its functiion is limited as of this moment; we plan to gradually impove it, however. Thank you for your kind support. </H10><BR>
We appreciate your response.<BR>
Kunio Suwa, M.D.<BR>
Secretary of the JMGHAA<BR>
Teikyo University School of Medicine<BR>
```

図11　図10と同じファイルを"HtoX32"というテキストファイルに変換するソフトを使用してテキスト化したもの

TITLE : JMGHAA:THE JAPAN MGH ALUMNI ASSOCIATION

This is the home-page of JMGHAA, THE JAPAN MGH ALUMNI ASSOCIATION.

Japanese version is here.

In response to the resquests of the members, we opened up a home page of JMGHAA, THE JAPAN MGH ALUMNI ASSOCIATION.

Made by an amateur, this page may not look too impressive.

Its functiion is limited as of this moment; we plan to gradually impove it, however. Thank you for your kind support.

We appreciate your response.

Kunio Suwa, M. D.

Secretary of the JMGHAA

Teikyo University School of Medicine

エトMファイルのテキスト化

■図や写真をとりたい場合

　インターネットの画面に図や写真が付いていて，その図や写真も欲しい場合もあります。普通に「保存」すると図や写真は抜けてしまいます。

　その場合，時にはマウスの右ボタンクリックで画像を含めてコピーできる場合もあります。しかし，これは運がよいので，図はダウンロードできない場合も少なくありません。

　それでもどうしても取りたければやる方法はあります。たとえば，OSがもっている「画面コピー」機能を使います。これは，パソコン画面に出ているそのままをメモリに写してくれるので，後はOS→アクセサリ→ペイントの順序で開いて，そこに先ほどの画面を呼び出して，ペーストしてから周辺の不要部分を切り捨てるなど適当に処理します。

■エディター

この章では,「エディター」というソフトのことを説明します。エディターは,「文章を書く」だけを目的に作成されています。「書く」といえば,ワープロソフトもそうですが,ワープロとは少し違いがあります。

別の項目で「文章」と「文書」の差を説明し,「文章」は書くもので「文書」は作るものというようなことを説明しました。

エディターは「文章を書く」ソフトで,そのための特性をいろいろと備えています。その代わり,「文書」作成は苦手です。エディターである程度まで書き,最終的に「文書」に仕上げるに際して,ワープロソフトで必要な事柄を加えるのが合理的です。

■エディターの特徴

エディターは「書く」ことと「編集する」ことに限定して,ワープロの重要な機能である印刷の指定・文字の強調や飾り・計算・図形の処理など,付随的な機能がありません。「軽量」つまりプログラムが小さくて,高速で動作します。

「編集」の機能は強力です。多数のファイルを呼びだして切り換えたり,同時に画面にだして処理する能力があったり,同じ文書を同時に呼びだして,別のところを参照しながら,文章を書くこともできます。当たり前ですが,「検索と置換」の機能も強力です。

現在のエディターは印刷も一応できますが機能がごく弱く,文字を飾る機能(強調,下線,網かけなど)はありません。作表機能,罫線機能も貧弱です。少なくとも内蔵しておらず,使いたければその時点で呼び込んで使用します。OS標準以外の特殊な文字や記号は使用しないのが原則ですが,仮名漢字変換ソフトに強く影響を受けるので,仮名漢字変換ソフトがもっていればOS標準以外の特殊な文字や記号も使える場合もあります。

できるファイルはOS標準のテキスト形式で,したがって,できたファイルをほかのソフトで使用しやすい特徴があります。

■エディターはウィンドウズ系のもの

ところで,この章で説明する「エディター」は,基本的にウィンドウズ系のパソコン用でマッキントッシュにはあてはまりません。エディターは,そもそもOSが小さくてメモリが少ない状況で発達し,いわば「非力なパソコンでの利点」が強調されたので,エディターが発達し使用のノウハウも蓄積しました。

OSも大きくメモリもたくさん積んで使うマッキントッシュでは利点が少なかったので，マッキントッシュにもエディターは存在はしますが，エディター使用のノウハウが蓄積していません。メリットがなくて使う人がなく，それだけいいものができないのでしょう。

■エディターの使い道

エディターは本来はプログラムを書く目的で開発されたものでした。しかし，使ってみると文章を書くのに適しているので，文章の執筆や推敲にも使用されるようになって，改良発展したというのが歴史的な経緯のようです。

「エディターは軽量」とはどういうことか：データも軽量に

現在のワープロソフトはものすごい高性能で，いろいろな特殊の機能を積み込んでいます。通常「文章を書く」だけの条件では，これほどの高性能，高機能は必要ありません。文章だけを書きたいのに，印刷や飾り文字の機能まで読み込んでしまいます。

比喩で言えば，ちょっとした英文を読みたいのに巨大な英和大辞典を広げるのがワープロソフトを使うことで，ごく小型の辞典で済ますのがエディターを使うこと，と言えばわかりやすいでしょう。巨大な大辞典と小型の辞典は，それぞれ使い道が違うので，ただ文章を書くだけにワープロソフトを使うのは具合が悪いのです。

■エディターはデータも軽量に

エディターの利点は，ソフトのサイズだけではありません。できあがる文章のサイズも極端に違います。それを見るためにちょっとテストをしてみましょう。

まず愛用のワープロソフトを開いて，ごく短い文章を書いて見てください。「古池や 蛙跳び込む 水の音」としましょうか。

それをたとえば"test.doc"というような名前で保存します。".doc"の部分は，使っているワープロソフトで異なるかも知れません。MS‐WORDならこうなります。次に，それをワープロソフトで開いて，「別の名前で保存する」という項目に跳んで，「テキストで保存」を選びます。自然に"test.txt"というファイルができます。

この2つをそれぞれワープロソフトで開いてみるとわかりますが，両者の中身はほとんど同じです。見かけがちょっと異なっても，基本的には同一です。

次に，「マイコンピュータ」でこの2つのファイルのサイズを比較してみます。"test.txt"のほうは1KBとでるのに対して，"test.doc"のほうは20KB近い大きな数がでるはずです。もっと正確な表示法を使うと，「古池や 蛙跳び込む 水の音」の"test.txt"のファイルは24バイト前後です。なぜなら，これは2バイトの文字が11

字で22バイト，それに5-7-5の間の空間が1バイトずつ2つで2バイトだからです。つまり，テキストファイルは文字数だけのサイズになります。

一方，ワープロファイルは，印刷その他の情報を書き込むためのスペースがあらかじめ確保され，それでほぼ20KBを消費します。中身がたった1文字でもそれだけは消費します。

現在のハードディスクは巨大なので，24バイトでも2万バイトでもかまわないようなものですが，そういうものだということは知っておきましょう。

文章だけのファイルの場合，文字の数が多くなると差は小さくなります。双方とも文字数分だけ増加するからで，だいたい2倍程度でしょう。

しかし，特殊な表を作ったり，特殊な効果を狙って文字の大きさを変えたりすると，ワープロファイルは極端に大きくなることもあります。1ページ程度の文書が1MBに達することもあります。

■ほかの文章を参照する

ワープロファイルがこれほど大きくなると，それを開くのは結構不利になります。10個開けば10MBというわけです。メモリが100MB程度あるといっても，そのうちの1/3〜半分程度はOSが使ってしまい，さらに常駐ソフトも載ります。辞書も使いたくなるでしょう。

これがテキストファイルなら，いくつ開いても余程巨大なものでないかぎりは全部で1MB未満で，「テキストファイルを開いてメモリが不足になる」ということは起こり得ません。

メモリが不足すると，ほかの文書を開いた際に，実際には冒頭の部分をちょっと開くだけで，全部をメモリには載せません。しかし，メモリが大きく空いていれば全文が載ります。

あの文章をみたり，この文章を見たり，それを各々いろいろなところに跳んで行って書き直したり，一部を貰ったりするには，メモリを空けておいた方がよいのです。書いている途中で，すでに書いてある別の論文にいって，それから文章の部分を貰ってくる作業は，論文や本を書いている場合は絶対的に有用です。使用の頻度も高いやり方です。

■長大な文章でも扱える

書いている文章，扱っている文章自体が大きいときも同じことが起こります。インターネットからダウンロードした論文リストは，時に数百KBにも及ぶ，本1冊分位のサイズになります。文献ひとつが2KB位なので，200の文献をとると400KB位にもなるからです。「似たような論文がさきほどあったな」とか「同じ人が同系統の論文を書いていたな」などと気がついて行き来することが多いのです。

さらに積極的に処理する場合を考えましょう。たとえば，英語の単語に日本語訳を加える場合を考えます。「置換機能」を使いますが，ワープロソフトなら1分かかるものが，エディターでは2秒で終わります。理由はこうです。ワープロソフトでは一部しかメモリに読み込めないので，一部を読み込んでは置換し，それを書き込んだら次の部分を読み込んで置換し，というやり方を採用します。作業領域をRAMでなくてハードディスクに取るかもしれません。ハードディスクは高速ですが，RAMよりはずっとのろいものです。

それにワープロソフトはプログラム自体も大きいので，動くにも遅い要素も加わります。

■速度：1秒でやるか1分かかるか

仕事を1回やるだけなら，2秒で終わろうが1分かかろうが，まあ大差はありません。しかし，短時間に類似の作業を繰り返すと，能率に直接影響します。1分ずつ細切れの時間が30回あったら30分が無駄になります。その前にいやになって，その種の仕事をやめるかもしれません。「パソコンは使いにくい」との結論をだすことにもなりかねませんね。

■大きな机をつかうアプローチも

もっとも，大きなワープロソフトでもスペースを明けることは不可能ではありません。辞書が大きいぶんだけ「大きな机を使えばいい」わけで，メモリを大きくすることは「大きな机」にあたり，最近のウィンドウズ機が最低でも64MB程度，通常は128～256MBほどものメモリを積んでいるのは，こうした考え方を反映しています。

エディターのような「軽量ソフト」のメリットは，最近では以前ほど大きくはありません。マッキントッシュや，ウィンドウズ系のものでも"Windows"のように大きなOSがはやるようになったのも，「大きな机を高速に使う」つまり「大量のメモリを積んで，高速のパソコンを使う」ことがだんだん可能になったからでもあります。

■ノートパソコンにはエディターが似合う

ノートパソコンは，「小さく軽い」ことを目指しているので，メモリが貴重です。電池で駆動させたいためもあって，ハードディスクはなるべく使わないで済ませたいものです。こういう環境ではエディターが最高です。

つまり，ノートパソコンのエディターで文章を書いておいて，本格的に仕上げるのは，これをワープロソフトで行って印刷もする，という手順を踏みます。

最新のノートパソコンはメモリもたくさん積め，ハードディスクも大きく，通常

の使い方では卓上型に見劣りしません。

　もうひとつ，エディターは基本的に「キー」を使って仕事をする構造になっています。ワープロソフトも大抵のことはマウスなしにキーでできますが，エディターのほうが徹底しています。キーの上手な人にはありがたい点です。

■どんなエディターがあるか

　エディターの代表的なものというと，ウィンドウズでは「秀丸」と「WZエディター」の2つが有名でしょう。しかし，ほかにも商品は多く，縦書きを得意とするものとかもあるようです。

　WZエディター：作者は違いますが，MS-DOS時代の名ソフト「VZエディター」のウィンドウズ版的な雰囲気と役割のものです。別の項目で詳しく説明します。

　秀丸：通常の商品でなくて，「シェアウェア」とよばれるものです。1ヶ月程度試用してみて気に入ればお金を払って登録しますが，お金を払わないまま無理に使い続けようとすると「もう試用期間を過ぎました。使い続けるならお金を払って下さい」というメッセージが起動の度にでるようになります。価格は3,000円位。元来がパソコンマニアの作品で，数多い同調者がこれを使いやすくする付属プログラムを多数開発して公開しています。正確な数は発表されていませんが，こちらのほうがWZエディターよりも使用者数はおそらく多いでしょう。

　このほかに，各種のプログラムつまり通信プログラムや言語プログラム（BASICやパスカル）にも対応するエディターが付属しているのが通例です。

＜メモ＞
　1993年に出版した本書の前身では，「ワープロとエディターの差」として，メモリ消費の問題を詳しく述べました。当時は主メモリは640KB～1MBの時代で，ワープロではOS＋プログラムで500KBもとられてしまい，仕事をするスペースは100KBしか空きませんでしたが，エディターなら精々100～150KBしかとられず，スペースは500KBも空いたので，本1冊分の原稿でも自由にいじれたのです。
　でも，今はパソコンの主メモリが100MBとか256MBの時代ですから，メモリの「空き」は問題になりません。しかし，プログラムのサイズの大きさに関しては相変らず同じことが言えます。ワープロソフトはプログラム自体が巨大なので動作が遅いのに対して，エディターはプログラムが軽量で動作がきびきびしています。

■素晴らしいWZエディター

本章では，エディターの代表格であるWZエディターのことを詳しく説明します。

■情報は安くなくては

「情報」の価格に関してはいろいろな考え方があるでしょう。一般に「いい情報は高価なのが当然」といいます。しかし，それを大声でいうのは建て前であって，必ずしも事実ではありません。モーツァルトの音楽は，2,000円でCDが1枚入手できます。三流の作曲家の音楽も同じような値段です。モーツァルトには1円の収入にもなりません。もうけるのは演奏家とレコード会社だけです。古典の小説は電子的に無料公開されているものが多いのをご存知でしょうか（別記）。夏目漱石も森鷗外も無料で読めます。

レコード会社や出版社が収入を上げるのは当然ですが，それは「いい情報が高いのは当たり前」だからではありません。いい情報が必ず高価とはかぎりません。ただ，いい情報はみんなが使ってたくさん売れるので儲かることが多いのです。

医療や医学の情報にしても同じことで，大変にお金のかかった研究でも，公開された成果はコピー代金程度の安い値段で手に入ります。極端な言い方をすれば「安い情報だからこそ，だれでも入手できて有用な情報となる」というのも一面の真理です。

■抜群のコストパフォーマンス

エディターはいろいろありますが，ウィンドウズ用ではWZエディターと秀丸が双璧のようです。私はWZエディターをよく使うので，それを説明します。ちなみに，私が秀丸でなくてWZエディターを使うのは，こちらのほうが以前に頻用したVZエディターに似て使いやすいだけで，それ以上の理由はありません。

何よりも重要なのは，廉価なことで，定価で9,800円，実売価格は7,000円位です。

■性能特に「ファイラー」

WZエディターは途方もなく高性能です。自分に合わせて，調整することが可能で，調整範囲が広いのも特徴です。しかも，とてもやりやすくできています。たとえば，同時に使用できるファイルはメモリの許すだけいくつでも開けます。本書のように多数の章からなる本を書くときには，大きなメリットです。

II. 探した文献を処理する

　　WZの特徴のひとつがファイラーです。ファイラーというのはウィンドウズでいえば「マイコンピュータ」とか「エクスプローラ」に似たユーティリティで，ファイルを処理する補助ソフトです。WZのファイラーは図12のようなものです。デスクトップからも開けるし，WZのファイルを使いながら開くことも可能です。

　　ファイラーを使うと，WZの中にいながら，「マイコンピュータ」とか「エクスプローラ」のような命令が自由に使用できます（図13）。しかも，文字をタイプしたりマウスを使わず，ただカーソル移動のキーとReturnキーでいろいろな仕事ができます（図14）。

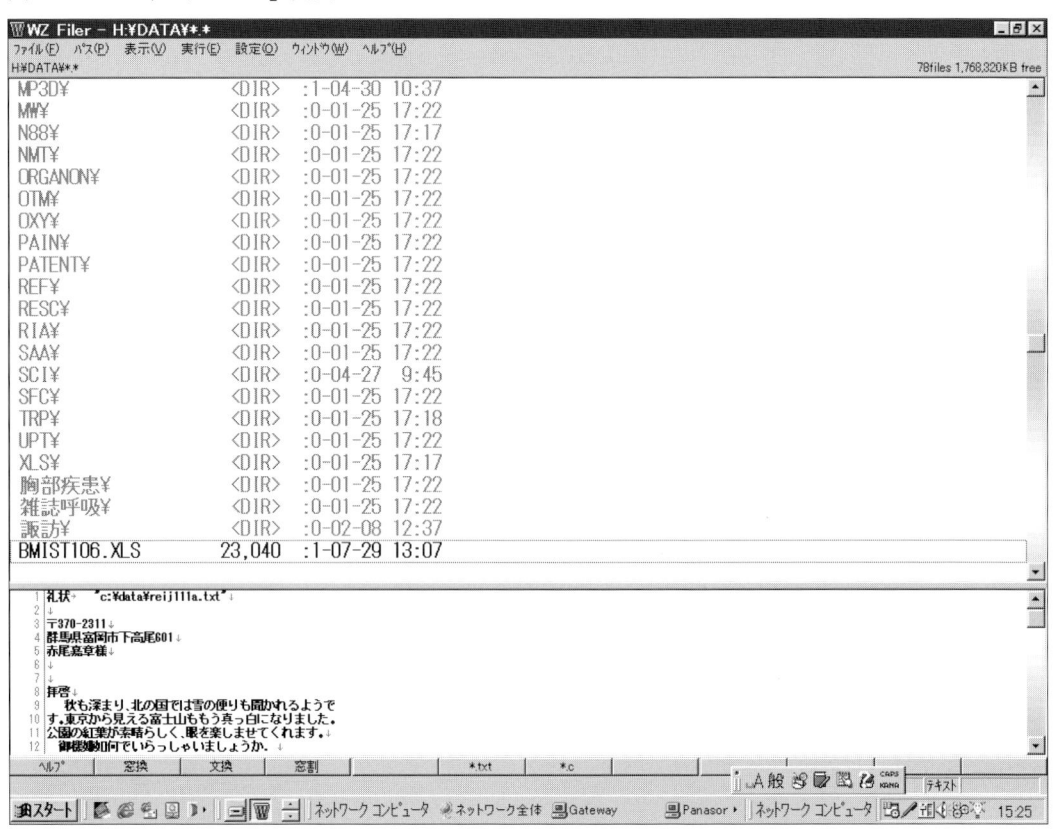

図12　WZの「ファイラー」画面

Ⅱ．探した文献を処理する

図13 WZの「ファイラー」画面の上の部分の説明

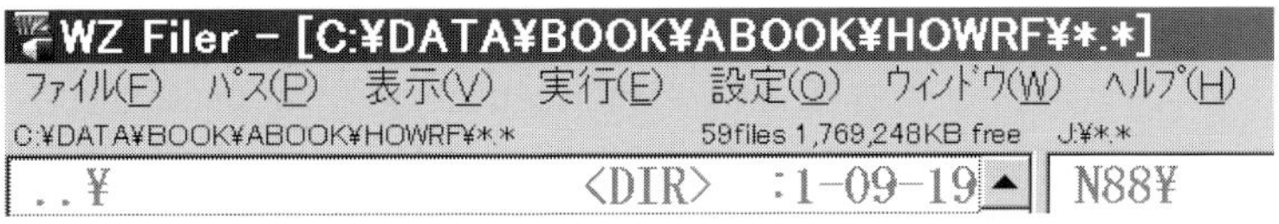

```
WZ Filer - [C:¥DATA¥BOOK¥ABOOK¥HOWRF¥*.*]
ファイル(F)  パス(P)  表示(V)  実行(E)  設定(O)  ウィンドウ(W)  ヘルプ(H)
C:¥DATA¥BOOK¥ABOOK¥HOWRF¥*.*      59files 1,769,248KB free    J:¥*.*
..¥                      <DIR>  :1-09-19 ▲   N88¥
```

ファイル（F）：一つのファイルにいろいろな属性を指定する
パス（P）：特定のパスや特定の文字で始まるファイル，特定の文字で終わるファイルなど
表示（V）：ソートして並べ替え。アルファベット順，大きい順，新しい順など
実行（E）：コピーと削除
設定（O）：ファイラー自体の設定。画面の色など
ウィンドウ（W）：窓をふたつ開けて相互に対比したり，コピーしたりできます
ヘルプ（H）：ヘルプです

図14 ファイラーの説明：WZエディターのHELP画面から

ファイラーのキーボード操作
ファイラーはキーボードで操作することを前提に設計されています。ドラッグ＆ドロップなどのマウスによる操作は考慮されていません。
ウィンドウ内でフォルダ（ディレクトリ）を移動するには，次の操作で行います。

Enter　カーソルがファイルにあるときはそのファイルを開きます。サブフォルダ上にあるときは，そのサブフォルダに移動します。
Backspace　1つ上のフォルダに移動します。
/または¥　各ドライブのルートに移動。
DまたはL　ドライブ移動メニューを表示します。
P　［パス・マスク］ダイアログボックスを開きます。移動先フォルダのパスを入力して［OK］ボタンを押すと，そのディレクトリに移動します。
J　ジャンプメニューを表示します。以前にオープンしたことのあるフォルダを，ヒストリ一覧から選択することもできます。
T　現在表示中のフォルダを，ホームディレクトリとして記憶します。
R　ホームディレクトリへ戻ります。

その他のキーボード操作は次の通りです。

■ファイル選択
Space　カーソル位置のファイルを選択します。
Shift+↓　ファイルを選択後，カーソルを1つ下に移動します。
Shift+↑　ファイルを選択後，カーソルを1つ上に移動します。
A　ファイルの選択状態を反転します。
Delete　すべてのファイル選択を解除します。

最も素晴らしい「タグジャンプ」に関しては，別に述べます。

素晴らしいWZエディター

Ⅱ．探した文献を処理する

■呼び込めるファイルの数

　ワープロの場合，最近の高性能のものでも10ファイルが最高ですが，WZは任意に指定をかえられます。私は20にしています。そうすると20のファイルを開いてそこからつぎつぎに文章を処理できます。たくさんの論文を参照しながら文章を書けるということで，本を書くときには絶対的に有利です。

■行番号の表示

　文章の行番号は通常は必要ありませんが，プログラムを書くときや長い文章をまとめて量を気にするときには便利な機能です。

■Grepの内蔵

　WZエディターの特徴のひとつに"Grep"が内蔵された点を挙げます。"Grep"は，テキストファイルなどから文字列を探し出して行番号とその行を表示してくれる機能ですが，MS-DOS版は独立したソフトで強力ではあったものの，メニューなどが弱体でマニュアル片手に使う感じでした。しかし，WZエディターではこの"Grep"が「検索」の1機能として内蔵され，メニューを作ってあるので，そのメニューに添って仕事ができます。特定のフォルダ（ディレクトリ）を探したければ，そこを指定すればよく，データファイルの集合全体（たとえば「マイドキュメント」全体）ならそこを指定し，ハードディスク全体を指定することもできます。

　たとえば，現用の装置に，自分の書いた書籍の原稿はフォルダ数が43，ファイル数が1,700ほど，全部で45MBですが，それを2分ほどで検索します。

■タグジャンプの基本

■「タグジャンプ」の代表はインターネットのブラウザ

　WZにかぎらず，エディターには「タグジャンプ」とよぶ素晴らしい機能があります。タグジャンプとは，ひとつのファイルの中に別のファイルの名前を書き込んでマークをつけておくと，ワンタッチでその別のファイルを呼び出せるという機能です。

　インターネットのブラウザ（"Internet Explorer"や"Netscape"）には，ハイライトしている文字個所にカーソルを移動してマウスをクリックすると，その文字に潜ませてあるアドレスにジャンプします。あれも「タグをつけておいてジャンプ」するのですから，一種の「タグジャンプ」です。

　あれと同じことを自分のハードディスクの中のファイル同士でもやりましょう。しかし，ブラウザは「眺める」ためのもので「書き込み」は苦手であり，あのHTML言語を自由自在に操れる方は少ないでしょう。

　「テキストファイル」の中で類似のことを行うのが「エディターのタグジャンプ」です。

■「タグジャンプ」はエディターには備わっている

　タグジャンプ機能は，原則としてエディターは常に備えており，WZも秀丸ももちろん備えています。一部のワープロソフトで備えている場合もあるかも知れませんが，代表的ワープロソフトでは，少なくとも知られていません。

　WZのタグジャンプは，ジャンプ先のファイル名を書いておいて，そこにカーソルを移動して"Shift＋F10"を押せば，狙ったファイルが開きます。ただし，このファイル名の書き方にはちょっとしたルールがあり，それはエディターごとに決まっています。

■「タグジャンプ」機能の拡張

　WZエディターのタグジャンプは，最近さらに強力になりました。従来は呼び出しを受けるファイルもテキストファイルに限定されていましたが，その制限がなくなりました。あらゆる種類のファイルを対象にできます。

　どんな種類のファイルかを，ファイル名の「拡張子」（ドットの後の英数字3文字）で評価して対応したソフトを呼び出して，そこに当該ファイルを開きます。たとえば「図形ファイル」の"xx.bmp"（ビットマップファイル，ウィンドウズの標

準）を書いておくと，ウィンドウズのペイント（か使用者の指定したソフトウェア）を呼び出して，その中に図形ファイルを開きます。「表計算ファイル」の"yy.xls"（Excel用）を書いておくと，Excelを呼び出してExcelファイルを開きます。PowerPointの".ppt"でも，文書ファイルの".PDF"でも，インターネットブラウザの".htm"でも大丈夫です。もっと極端なのは".MID"（MIDIファイルの拡張子）や".MP3"（MP3形式ファイルの拡張子）にタグジャンプすると，MIDIやMP3の演奏ソフトが呼び出され，そこで当のファイルを開いて音楽を鳴らし始めます。この登録はWZで行う必要はありません。OSつまりウィンドウズが持つ機能を使います。

■タグジャンプの使い方と使い道

　タグジャンプの使い方と使い道はいろいろあります。

　基本的には，「仕事を小分けして，目次と内容を分離する」ことに使います。たとえば，数項目に分れる大きな文章を書くとして，全体をひとつのファイルにしてしまうと，完成した部分と手のついてない部分が混在して，わかりにくくて戸惑いますが，それを項目ごとの別ファイルとして，目次で「ここは完成」「ここはかなりできているが未完成」「ここは手がついてない」といったマークでもコメントでもつけておけば，仕事を進めやすいわけです。

　具体例を挙げると，論文を書くときに全体が「タイトルページ」「要旨」「序論」「方法」「結果」「考察」「文献」「図表」などと分けるとして，それらは同時進行ではありません。

　「タイトルページ」「序論」「方法」「文献」などは，実験中にある程度書けるでしょうし，「結果」や「考察」は仕事が終らないと書けないでしょう。「要旨」は数値は別として実験完了前に書き上げられるかも知れません。そういうやり方をとるには，全体をひとつのファイルとせずに，別個のファイルとしてそれを目次ファイルからの「タグジャンプ」でつなぎます。

　私がよく使うのは，ちょっと長い解説や本を書く際に目次のページをつくりそこに各項目のファイル名を書き込んでおき，その各章にワンタッチで跳ぶ方法です。

　文章を書くときに，アウトラインプロセッサー的に使用することもできます。テーマを書いておいて，その内容は別のファイルにするとか，本を作るときに目次を作っておいて，各章は別のファイルにして，そこへジャンプします。口演の原稿を作るときも，スライドの目次を作っておいて，実際の文章はスライドの目次のファイルごとに別につくることができて有用です。少し大きな講演の準備では特に有用だと感じています。もっとも，この点はプレゼンテーションソフトのPowerPoint自体がそういう機能を持っているので，そちらを使うほうが合理的でしょう。

　WZのタグジャンプの実例はGrepのところでも詳しく述べます。

Ⅱ．探した文献を処理する

図15はそれとはまったく異なる事柄で，私のMP3ファイルの一部です。モーツァルトの数曲と藍川由美さんの歌の目録が載っており，ここをクリックすると演奏が始まります。最初の3行は，MP3のプログラムを内容にしたがって集めたもので，これは多数の曲をいずれも勝手に演奏するのに対して，".mp3"の拡張子のついたものは1曲ずつ演奏します。

図15

```
Mp3 のすべて                                    "c:¥data¥mp3d¥M3upl105.m3u"
ピアノ曲のすべて                                "c:¥data¥mp3d¥Piano105.m3u"
藍川由美の「日本の歌」と「翻訳の歌」            "c:¥data¥mp3d¥Ayttl105.m3u"

モーツァルト：PC23番    11:15                   "c:¥data¥mp3d¥mz¥mzpc23bg.mp3"
モーツァルト：PC23番     7:17                   "c:¥data¥mp3d¥mz¥mzpc23m2.mp3"
モーツァルト：PC23番     8:11                   "c:¥data¥mp3d¥mz¥mzpc23fn.mp3"
モーツァルト：PC21番：第1楽章 13:18             "c:¥data¥mp3d¥mz¥mzpc21bg.mp3"
モーツァルト：PC26番（戴冠式）：2楽章 7:15      "c:¥data¥mp3d¥mz¥mzpc26md.mp3"
モーツァルト：クラリネット5重奏曲：第1楽章     "c:¥data¥mp3d¥mz¥mzclq001.mp3"
モーツァルト：クラリネット5重奏曲：第2楽章     "c:¥data¥mp3d¥mz¥mzclq002.mp3"
モーツァルト：クラリネット5重奏曲：第3楽章     "c:¥data¥mp3d¥mz¥mzclq003.mp3"
モーツァルト：クラリネット5重奏曲：第4楽章     "c:¥data¥mp3d¥mz¥mzclq004.mp3"
モーツァルト：ピアノソナタ：第3楽章            "c:¥data¥mp3d¥mz¥mzps333f.mp3"

藍川由美の「日本の歌」「翻訳の歌」
故郷                "c:¥data¥mp3d¥AY¥Ayfurusa.mp3"
花                  "c:¥data¥mp3d¥AY¥Ayhanatk.mp3"
鯉のぼり            "c:¥data¥mp3d¥AY¥Aykoinob.mp3"
故郷を離れれる歌    "c:¥data¥mp3d¥AY¥AyHanaru.mp3"
庭の千草            "c:¥data¥mp3d¥AY¥AyChigus.mp3"
埴生の宿            "c:¥data¥mp3d¥AY¥AyHanyuu.mp3"
旅愁                "c:¥data¥mp3d¥AY¥AyRyoshu.mp3"
故郷の廃家          "c:¥data¥mp3d¥AY¥AyKHaika.mp3"
ローレライ          "c:¥data¥mp3d¥AY¥AyLorele.mp3"
```

■論文や学会の目次と本体との結合

タグジャンプで，ひとつの学会の情報あれこれをまとめることもできます。たとえば図16はある年の日本麻酔科学会総会の自分関係の情報をまとめたもので，私はもう引退に近いので出番は減っているのですが，それでもこれだけの項目ができます。これで，必要な情報に迅速にたどりつけます。

Ⅱ．探した文献を処理する

図16 ある年の日本麻酔科学会での予定と対応するファイル

1)	諏訪邦夫の予定	"c:¥data¥ane¥jsa2001¥schks103.txt"
2)	抄録を読むスタート	"c:¥data¥ane¥jsa2001¥masui48¥Index~1.htm"
3)	学会のあり方の議論	"c:¥data¥ane¥jsa2001¥mldis005.txt"
4)	学会のあり方：諏訪の意見	"c:¥data¥ane¥jsa2001¥mlds005h.txt"
5)	越川先生：抄録について	"c:¥data¥ane¥jsa2001¥Echi104h.txt"
6)	コンピュータセッション抄録1	"c:¥data¥ane¥jsa2001¥Cpssi011.txt"
7)	コンピュータセッション抄録2	"c:¥data¥ane¥jsa2001¥Comss012.htm"
8)	ソフトコンテスト抄録	"c:¥data¥ane¥jsa2001¥Sfcab011.txt"
9)	ソフトコンテスト抄録	"c:¥data¥ane¥jsa2001¥Sfcab011.htm"
10)	CPセッションとsfc司会者候補	"c:¥data¥ane¥jsa2001¥CPFSM011.txt"
11)	プログラム：26午前	"c:¥data¥ane¥jsa2001¥26am~1.htm"
12)	プログラム：26午後	"c:¥data¥ane¥jsa2001¥26pm~1.htm"
13)	プログラム：27午前	"c:¥data¥ane¥jsa2001¥27am~1.htm"
14)	プログラム：27午後	"c:¥data¥ane¥jsa2001¥27pm~1.htm"
15)	プログラム：28午前	"c:¥data¥ane¥jsa2001¥28am~1.htm"
16)	プログラム：28午後	"c:¥data¥ane¥jsa2001¥28pm~1.htm"

タグジャンプの基本

■翻訳ソフトの利用

■翻訳ソフト

　本章では，パソコンによる翻訳の問題を検討してみます。文献整理などに使えないでしょうか。

　コンピュータで翻訳を行わせようとする試みは古いもので，大型の装置では長い歴史があります。それが，パソコンレベルで使えるようになって10年経ちました。

■なぜ翻訳するか

　個人のレベルでなぜ翻訳が必要でしょうか。いろいろな要求があり，人によって異なるでしょう。英語は英語のままでけっこう，日本語化の必要をまったく感じない人もいるでしょう。

　仕事で翻訳が必要な場合もあるでしょう。つまり，人から翻訳を頼まれるとか，英語の本を翻訳する場合です。そのときに，こうしたソフトで一応下訳しておいてから，文章を仕上げていければ能率がよかろうと考えるかもしれません。それほどのことでもなくても，「しっかり理解するには一度骨を折って日本語化しておいた方がわかる」との意見もあるかもしれません。

　しかし，頻度が高くて重要なのは「とにかく自分で見るのに便利」ということではないでしょうか。英語を読むのは手間も時間もかかります。それに見にくいから，日本語で読みたい，日本語にしておきたいということです。一度読んだ論文でも，日本語のメモがあれば便利なのと同じ考え方です。

　その場合，正確な「文章」が必要でしょうか。わかりやすい，自分の言葉になっていればもちろん最高です。

　しかし，パソコンにそれほど高級な仕事は望むべくもありません。とにかく「何とか訳されていればいい」か，もっと端的には「単語が日本語に置き代わっているだけでもいい」との考え方もありえます。

　後者の極端な場合は，前にも述べたワープロソフトやエディターの「置換」機能で単語を置き換えるだけでも役にたちます。

　しかし，それだけではあまりに不満が大きく，それに置換は手作業になります。そこで，もうちょっと機能の強いソフトウェアを使おうというわけです。

■訳文をどこにおくか

　本格的な翻訳なら，最終的には完全に独立のファイルにします。しかし，一般には，英語の文章のすぐ後に対応する日本語の文章を入れたいでしょう。現在のソフ

Ⅱ. 探した文献を処理する

トウェアもこれをやってくれます。このあたりが，パソコンソフトウェアの作成手法が確立してきた証拠のひとつです。

　仕事の当初から英語をまったくはずして日本語だけ独立にするのは考えられません。機械の翻訳は「日本語としては不完全」で，理解の手がかりにはなっても，正確な意味はとりにくく，だから英語の原文は残しておくのが自然です。それに英語をはずすと，英語のキーワードで検索したくてもできなくなるのも不便です。

■情報のやりとり

　英文は通常テキストでできたものが必要で，対応する日本文もテキスト形式になります。ただし，以前に使用したソフトも今回の「ピカイチ」も，英文は他の形式のものを直接読むこともできます。印刷の文章を対象にするには，別に説明するOCR（文字認識）のソフトを使用します。

■どう使うか

　翻訳ソフトの役割や使い方は，現時点ではわかっていない要素が大きいと思います。ソフト自体は店ではよくみますが，使用した解析の記事は雑誌などにはあまり載りません。

　「何が書いてあるかが感覚的にとらえられる」「項目だけわかればいい」という考え方も大切でしょう。そこまで割り切れば，この類のソフトウェアにはそれなりの意義は認められます。

　たとえば，医学書や医学論文を読むに際して自分で全部読み，自分の語学力にたよって翻訳して記録していたら絶対に分量が不足です。是非とも他人の協力が必要です。教室や病院で抄読会を行うのも，「他人の協力を得る」ことで，そうした方法のひとつとしてソフトウェアをつかうわけです。今までの仕事を「完全に置き換えてくれる」のではなくて，「補強する」と考えれば，翻訳の文章がおかしくても腹を立てずに気楽に使用できます。実際のところ，「翻訳」とはいえず，文章にさえもなっていません。「翻訳ソフト」とは，おこがましい感じの性能です。

　だからこそ，製作者や販売会社も，「翻訳ソフト」とは呼ばず用心深く「翻訳支援ソフト」と名付けています。その程度の意義は十分にあります。

■使い勝手

ユーザーインターフェースと「対訳」がすばらしい

　私の使用するのは，「ピカイチ」という製品で，ノヴァという会社の製品です（図17）。この会社はWindows 3.1の時代に"PC-transer"という優秀な製品を出して，私も使いました。ただし，当時は英和だけの機能で定価で20万円弱，和英も別製品で同じ価格だったのに対して，現在の製品は遥かに高速で強力で，しかも英

和/和英双方向で1万円弱と極端に廉価です。

図17 翻訳ソフトの画面

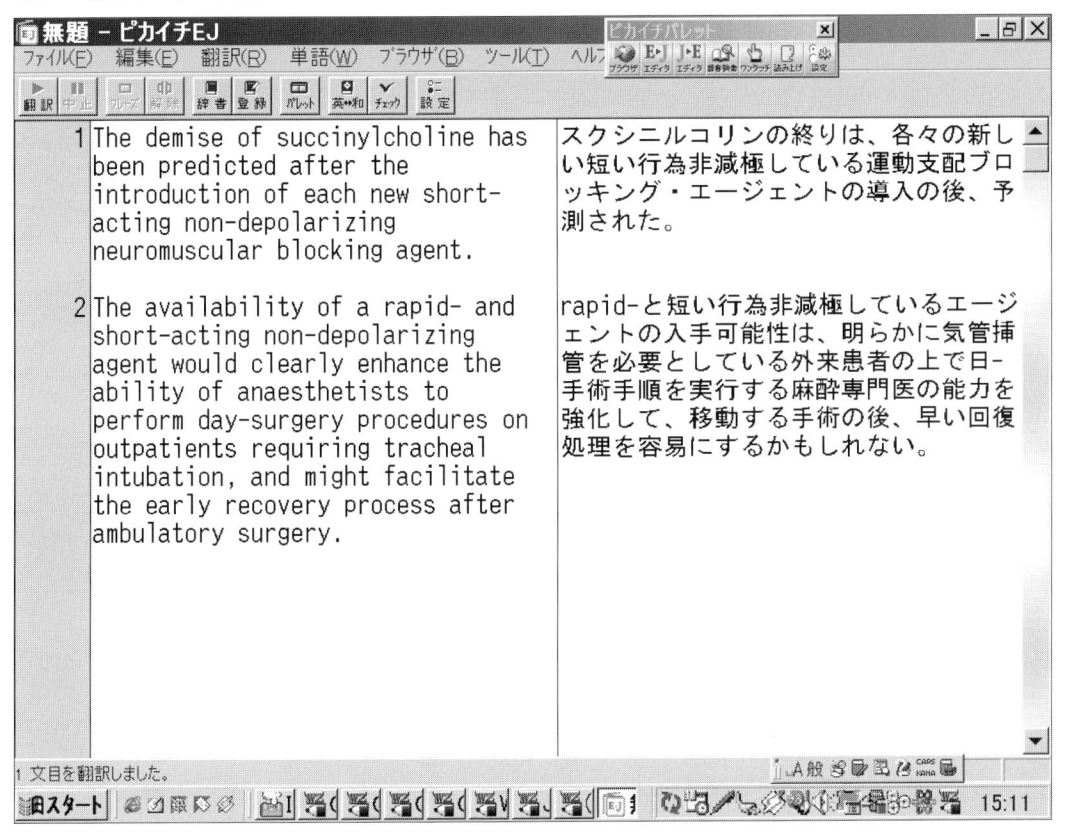

使い勝手は良好で，メニューを見ながらまったく勝手に使用でき，マニュアルを参照して苦労する必要がありません。パソコン用語を使えば「ユーザーインターフェースがよくできている」ということです。使いよいので，「購入はしたが，結局まったく使わずに放置する」ことはないでしょう。翻訳文は当然不完全ですが，その点を別にすれば使い心地はなかなか良好です。

出力は，「対訳」形式も可能ですし，ストレートに日本語だけにすることもできます。翻訳が不完全なだけに元の文章を文章単位ないしパラグラフ単位で残してくれるこのやり方はたいへんに具合がよくて，このソフトの使い勝手をよくしてくれています（表4）。

■古いソフトと新しいソフト

私がパソコン翻訳ソフトをいじり始めてから10年以上になりますが，その間にいろいろな点で大きく進歩しています。それを比べてみます（図18）。

II. 探した文献を処理する

表4 「翻訳ピカイチ：バイリンガル」の性能と，使用に必要なハードウェアなど

OS：	Windows 98
機能：	英和と和英
速度：	非常に高速，20KBを1分余り
辞書：	一般のものは十分，特別の専門用語辞書を使わずに十分実用に耐える。
使い勝手：	非常によい。マニュアルなしで使える。
文法解析：	なかなかよくやる。挿入句が苦手
価格：	定価9,800円（Windows版）；実勢価格で7千円位
連絡先：	開発元；株式会社 ノヴァ
	販売元；アスキー ネットメディア事業部

図18 旧製品（MS-DOS用）と現用の新製品（ピカイチ）とで同一の文章を訳したものの対比

A new device for continuous measurement of arterial oxygen saturation (SaO2), the Hewlett-Packard Model 47201A ear oximeter, was evaluated.

The oximeter calculates saturation as a function of light transmittance through the patient's arterialized pinna.

Oximeter SaO2 was compared with SaO2 calculated from 133 simultaneously obtained measurements of arterial blood pH and arterial oxygen tension in 19 subjects.

旧訳：動脈の酸素飽和度（動脈血酸素飽和度）の連続的な測定のための新しい装置，Hewlett-Packardのモデルの47201Aの耳のオキシメーターは評価された。

オキシメーターは患者の動脈のpinnaを通って軽い伝達の関数としての飽和を計算する。

オキシメーターの動脈血酸素飽和度は同時に19個の被験者の動脈血のpH，動脈の酸素分圧の測定を得られた133人から計算された動脈血酸素飽和度と比較した。

新訳：動脈の酸素飽和度（SaO2）（ヒューレット・パッカード典型的な47201A耳酸素濃度計）の連続的測定の新しい装置は，評価された。

患者のものを通しての小さい送ることの機能が羽を動脈血化したので，酸素濃度計は飽和を計算する。

酸素濃度計SaO2は，19の対象で動脈の血pHと動脈の酸素分圧の133の同時に得られた測定から計算されるSaO2と比較された。

旧訳：この翻訳は，かなり上等な部分を抽出した。著者（諏訪）が，単語や熟語を教えて，辞書をトレーニングし，さらに実際の翻訳の際にもつきあって，訳語を選択している。2番目の文章の，"light transmittance"の"light"のように名詞をふたつ重ねて訳すのが苦手。"light"は名詞の前にあるので，形容詞の扱いである。形容詞としては「軽い」という意味しかない。「光の透過」という訳はどうも望めない。3番目の文章のように，"calculated from"以下のやや複雑な構文のフレーズが苦手で，単語は訳しているが意味の関係がでたらめになっている。

新訳：こちらはほとんど「瞬間的に」訳したもので，手を加えていない。"light transmittance"はこちらでも，「小さい送ること」という変な訳になっている。"calculated from"以下のやや複雑な構文の訳出は，こちらのほうが上等である。

1）辞書

まず辞書が充実しました。語数がずっと増え，訳の種類も増えました。以前のものは，専門用語が弱体でしたが，それも大きく改善されています。例えば，10年前には下の単語はまったく訳がつきませんでした，それを今回調べてみました。

arrhythmia	不整脈
cerebral	脳の，大脳の
dyspnea	呼吸困難
hypoxia	酸素不足
prognosis	予後
resuscitation	蘇生

この中で，"prognosis"は「予後」という訳語は一発ではでませんでしたが，それでも辞書には入っています。ほかは全部正解でした。著しい改善です。

2）一般用語の専門的用法・医学的意味

以前は，一般用語の専門用語としての使用，たとえば医学的に使う場合の用法が苦手でした。私たちが一般用語を科学や医学に使う用法は特殊なのだから当然です。表5に例を挙げるのは，以前にほとんど訳せなかった医学用語・一般科学用語のリストです。

表5

	専門的用法	一般用語での意味
case	症例	場合
cell	細胞	小部屋
circulation	循環	流通，物資の流れ
concentration	濃度	集中
conduct	行う	指揮する
depression	抑制	不景気
flow	流れ，血流	流通，さかんな流出
incidence	発生率	できごと，範囲
mean	平均	卑劣な
mind	気にかける	魂
monitor	モニター	監督
serious	病気が重い	まじめな
significant	（統計的に）有意な	意義の深い
site	部位	敷地
systemic	全身の	組織的な
tension	張力，（分）圧	緊張

これらも，今回は一度では訳せなくても，気に入らなければ「辞書を探せ」とか「別の訳語を探せ」と指定すれば意味のほぼ近いものが見つかりました。

II．探した文献を処理する

ほかの項目でも述べるように，最近は優秀な電子辞書が多数開発されていて，10年前とは環境がまったく変わったので納得できます。

3）簡単な略語

簡単な略語も以前は苦手でした。前回訳せなかった単語をテストしました。

min	分
mmHg	圧の単位
torr	圧の単位
micro	μ
et al	他
i.e.	たとえば

新しいソフトで上の単語を正しく判断できないのは"torr"だけで，これはただ「トル：名詞」としか出ませんでした。ちなみに，"mmHg"のほうは「圧の単位」という説明が出ました。

4）その他の英語の言い回し

一方で，英語に当然でてくる言い方なのに，新しいソフトでもできないものがあります。

case 1	第1例
group 1	第1群
example 1	第1例
mean +/- SD	平均と標準偏差を，こうした数値で表現
world war 1	第1次大戦

以上のどの語も新ソフトでも訳出できません。"example 1"は例1でもいいかも知れませんが，"world war 1"は「世界戦争1」では意味をなしません。

5）変なルールもなくなった

以前のソフトは，文章の中に大文字の単語がでてくるとなんでも「固有名詞」扱いして訳出をあきらめ，"Blood""Flow""Heart""Lung""Physiology"などが訳せずに苦労しましたが，今回はそんなバカなことはありませんでした。

6）文法解析

文法解析も進みました。複雑な構文になると訳せない場合もあり，一応訳はでてきても，もって回った感じで日本語の文章としては不完全な場合も少なくありません。

しかし，一方で著しい改善と感じたものもあります。例えば古い版では「関係代

名詞は前の名詞を修飾する」という文法をそのまま訳文にも当てはめて「関係代名詞は後ろから訳して前の名詞を修飾させる」式に訳していました。現在でも，例えばラジオの英語講座で相変わらず行っていることもあります。

しかし，この訳し方は間違いです。日本語だって，頭から訳して行けばよいのです。その点が，さすがに10年経ったもので改善されていて感心しました。

例
英文：
I received an invitation letter for a private concert from Dr. Mary Trachtenberg, who plays music of Mozart and Beethoven regularly with her colleague.
10年前の訳文：
私は，彼女の同僚と規則正しくMozartとBeethovenの音楽を演奏するところのメアリーTrachtenberg博士から個人的なコンサートのために招待手紙を受け取った。
新しい訳文：
私はメアリーTrachtenberg博士から個人的なコンサートのために招待手紙を受け取った。そして，その人は彼女の同僚と規則正しくモーツァルトとベートーベンの音楽を演奏する。

古い訳は，何が何でも後ろから戻って訳そうとしていますが，新しい訳は頭から「招待手紙を受け取った。」と訳してしまい，後からその手紙の発信者について解説を加えています。この方が自然な日本語です。

"regularly"をどちらも「規則正しく」はちょっと頂けませんが，辞書には「定期的に」という妥当な訳語が入っていて，置き換え可能です。モーツァルトとベートーヴェンが，新訳では仮名書きになっているのはたいしたものですね。

新しいソフトの性能を示す別の例を挙げましょう。

英文："It's so dreadful to be poor!" sighed Meg, looking down at her old dress.
訳文：「貧しいことは，それほどひどい!」 彼女の古いドレスを見下ろして，ため息をつかれたメガ。

気付かれた方もいらっしゃるでしょう。「若草物語」の冒頭部分です。メグの発言自体はそこそこに訳せており，"looking down"以下の訳も立派ですが，肝腎の"sighed Meg"がダメです。こういう倒置の文章が訳せません。

ちなみに，ここを"Meg sighed"と入れかえると訳文は「メガはため息をついた。そして，彼女の古いドレスを見下ろした。」とずっとまともになりました。メグがメガになるのは仕方がありません。「メガ」は普通名詞ですが，メグという日本語

の単語はありませんから。

　私たちが"sighed Meg"の意味を正しくとれるのは，この小説の背景やその前後の応答があるからです。まずジョウが苦情を言い，メグが上の言葉で応じ，エミーがさらに不満を重ね，最後にベスが宥める，という全体をみれば「メグはため息をついた。」という訳ができますが，この文章を見ただけではできのよい高校生でもあるいは戸惑うかも知れません。

■訳せないのは原文が悪い!?

　つまり，こういうことも言えます。翻訳文を読んでみて意味がまったくわからないところで英文に戻ってみると，英文の方ももって回っていておかしな文章，文法的に破格のことも多いのです。つまり，原文が悪いから，原文がむずかしいから，翻訳ができないのでしょうね。

　本を読んでいて，「どうもこの本はむずかしくてわかりにくい」「どうもこの本はあまり面白くない」と感じるとき，悪いのは読者ではなくて，書いた人がよくわかっていないことを無理に書いていたり，訳者が理解しないまま「適当に」訳してしまっていることがありますが，それと同じことがパソコンはまことに正直にみせてくれます。

■辞書を鍛える必要なし

　以前は，仮名漢字変換辞書と同様に，翻訳実行中で単語ごとに辞書登録をしましたが，新しいものでは辞書が強力で，新しい訳語を教える意味はほとんどありません。ただ，使用頻度から「選ぶ」ことは避けられません。

■速度

　途方もなく高速です。以前のものは，20KBの論文（長文です。New Eng J Medのような構成で10ページ位もあるでしょう）の訳出に15分を要しましたが，今回は1分未満です。これはまあ当然でしょう。CPUの速度，メモリの容量，ハードディスクの速度など，いずれも桁外れに速くなっているのですから。

　最近の経験では，200KB分の英文を翻訳しましたが，それが15分足らずでした。高速過ぎて「あっけない」という印象さえ受けました。以前の記録をみると，一晩かかっています。

■おわりに

　英語を日本語にするソフトは，この10年間に大きく進歩しました。性能が向上しただけでなくて，価格が大幅に低下して個人が自分で使うために購入することが可能な状況になっています。それで何をするかは，個人ごとに違うでしょうが，も

う安心して多くの人に勧めることができます。

　ワープロの場合，1976年に500万円で登場してから一般に普及するまでに要した時間がほぼ10年でした。パソコンも，日本電気のPC9801（1982年）やマッキントッシュ（1984年）の発表から10年で，十分に使いやすくなりました。翻訳ソフトもそれに近い年月を経て，そうしたレベルに到達しています。

　英語を「読む」という作業には，私自身は翻訳ソフトをまったく使いませんが，それでもパソコン辞書は頻用します。ずっと若い世代にとっては，「英語を読むとはパソコンソフトの助けで読むこと」になる時代が容易に想像できます。第一，私自身でさえ，現時点で手に負えない言語，タガログ語とかスワヒリ語はもちろん，スペイン語やロシア語さえも，今の英和ソフト程度に訳してくれたらありがたいと思います。

Ⅲ

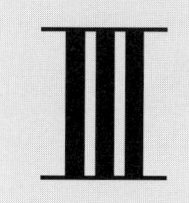

文献を整理・保管・検索する

■ハードディスクを使う
■ハードディスクのバックアップ
■アーカイバ（圧縮）：LHAなど
■「探す道具」：Grep
■ノートパソコン
■タグジャンプによる整理と目次

Ⅲ．文献を整理・保管・検索する

■ハードディスクを使う

■文献を整理・保管・検索する

　この章は，たまった文献を整理・保管・検索する話です。そのために必要な道具と手順をお話しします。「もの」としてはハードディスク，それに使うのに必要なプログラム類で，整理のための「タグジャンプ」，圧縮と解凍のための「アーカイバ（古文書化）プログラム」，「探す道具」であるGrepの話などです。

■ハードディスクを使いましょう

　まずハードウェアから始めるとして，ハードディスクのことを検討します。少し前まではフロッピィをよく使いましたが，現在ではフロッピィはごく限定された用途にかぎります。理由は，ハードディスクの容量の進歩と低廉化，それに画像や映像を中心とするデータの巨大化でしょう。

　ハードディスクの進歩が文献検索のうえで重要な役割を果たすようになりました。フロッピィを差し替えるという手間がまったく不要になり，同時に「テキストに限定すれば」という条件で，論文をいくらパソコンに貯めこんでも大丈夫になりました。ちょっと計算してみましょうか。論文ひとつはタイトル，雑誌名，巻号，頁，年，要旨などを含めて2KBです。日本語のコメントを加えても5KBは越えません。そうすると，論文を300位も集めてやっと1MBですから，100MBのスペースには3万件の論文が載ってしまいます。これは一人の頭脳が処理できる以上の分量です。2002年の時点で，パソコンのハードディスク容量は最低でも10GBですから，100MBはその1/100に過ぎません。

　図も少しなら載せられます。特にモノクロ2値のデータは小さいので，取り込んでもたいしたことがありません。

　どうしても大容量ファイルを持ち運んだり移動したければ，**CD-R/RW**や**MO**という手もあります。要するに，スペースの問題は「文献検索と保持」に関するかぎり心配がいらなくなりました。

■ハードディスクに何を載せるか

　そんな巨大なハードディスクに何を載せるでしょうか。「ハードディスクに何を載せるか」という質問は，「パソコンで何をするか」という質問と近い関係にあります。基本は，やりたい仕事をハードディスクに載せ，使いたいデータもハードディスクに載せるということで，**表1**に私のパソコンに載っているソフトウェアとデータのリストを載せました。

表1 ハードディスクに入れるプログラムとデータの例
（私のノートパソコンの場合：2001年末で）

各種ソフトウェア	OS	Windows98
	ワープロ	MS‐WORD
	文書処理	Acrobat Reader
	エディター	WZエディター
	FEP	MS-IME98
	作表	Excel
	プリゼンテーション	PowerPoint
	データベース	使用せず
	通信プログラム	Netscape（ブラウザも）
		Nifty Manager
	プログラム言語	Visual BASIC
	図形処理	OS付属のペイント
	Imaging（Kodak）	付属機器購入で入手
	翻訳プログラム	ピカイチ
	MP3音楽演奏ソフト	Winamp
	MIDI音楽演奏ソフト	レコンポーザ等
	virtual CD	ヴァーチャルCD （ハードディスク上にCD‐ROMドライブを）下記の辞書などの一部を載せてある
各種データ	各種辞書	
	広辞苑（ハードディスク版）	
	英和中辞典（ハードディスク版）	
	和英中辞典（ハードディスク版）	
	簡易医学辞書（ハードディスク版）	
	南山堂医学辞書（CD‐ROM版）	
	理化学辞典（岩波）（CD‐ROM版）	
	平凡社百科事典（簡易版：CD‐ROM版）	
	各種の名簿	
	郵便番号表	
	住所禄・電話番号簿	
	仮名漢字変換辞書	
	自筆の文章	
	自分のデータのすべて（論文リストその他）	
	その他	
	小説類（原則としてテキスト形式）	
	音楽（MIDIファイルとMP3ファイル）	

　その中で，辞書とヴァーチャルCDの問題に関しては別に項目を設けて考察しました。

　データをハードディスクに載せるのはもちろんです。ハードディスクを使いはじめた1985年頃から，私は，「ハードディスクはプログラムをおくところで，データ

はフロッピィで持ちあるく」というやり方を，長い間とりました．仕事場がオフィスと自宅にわかれ，またラップトップやノートパソコンを使って手術室や電車の中でも仕事をするので，データをハードディスクに固定しては不便だったからです．

そんなやり方はもちろん時代遅れです．ノートパソコンが強力になって，「使いやすいものを持ち運ぶ」が可能になったからです．

■MOとCD-R/RW

最近では，画像を中心として大量のデータを扱います．こういう大きなデータを移動するには，それだけの大容量媒体が必要です．数百MBといったデータとなると通信では時間と費用がかかるので，やはり大量コピーや郵送が可能なものも使い道があります．

大容量でしかも移動可能な媒体としては，MOとCD-R/RWの3者があります．

MOは「光磁気ディスク」とも呼ぶもので，名前の通り光と磁気の組み合わせでデータを書き込み読み取ります．フロッピィと同様に何回も書き替えが可能です．

CD-RとCD-RWは，いずれもCDないしCD-ROMに近いものですが，前者は1回書くだけ，後者はフロッピィやMOのように何回も書き替えが可能です．

媒体の量は3者とも650〜700MB程度とほぼ同じですが，使い勝手はけっこう差があります．

普遍度が高く，使いやすいのはCD-Rで，これはどのパソコンにもついている普通のCD-ROMドライブで読めるので断然使いやすいと言えます．媒体の価格も断然安く1枚100円以下です．

CD-RWはCD-Rと似ていますが，繰り返し書き込みが可能な点が違います．媒体の価格はCD-Rよりは高いけれど，それでも2倍か3倍程度ですから，価格はあまり問題ではありません．それよりも重大なのは，特殊なCD-RW用ドライブでなくては読めない点で，通常のCD-ROMドライブは使えません．

MOの問題点はCD-RWと同じで，書き替えは可能ですが，特殊なドライブでなくては読めない点です．そのうえ，媒体も少し高価です．

最近では，DVD-ROMがいろいろな目的に使われ，その容量はCD-ROMの10倍程度の5GBにも達します．ところが，これを書き込み可能にしたDVD-RAMも商品はありますが，採用にはちょっと疑問があります．

理由は規格です．現時点ではDVD-RAMの規格がどうなるか定まっていません．書き込みに使用したドライブで再生できることは間違いないとして，別の装置でどうかは不明で，今後どうなるかも不透明です．私は，現時点では避けています．

以上の理由で，大容量媒体の中心は現時点ではCD-Rです．

■ハードディスクのバックアップ

「パソコンが壊れる」のは，仕事を全面的にパソコンに頼っているものにとっては大きな脅威ですが，その中で一番怖いのがハードディスクの故障です。

ハードディスクは壊れます。正直なところ，現在の装置は実に頑丈で，私のように年中カバンの中で運び，電車の中でも使うのに，よくも元気に動いてくれると感心しますが，しかし結局は壊れます！

ですから，バックアップは絶対に必要で，特に自分のデータについては貴重品として比較的頻回にバックアップしています。

■私のやり方

バックアップのやり方はいろいろあるので，詳しくはパソコンの本を参照して頂くとして，ここには私のやり方を書きます。

私は，パソコンを基本的に常に2～3台は使っています。ここ数年は「3台」が基本スタイルで，それを次のように割り当てます。

1）最新のノートパソコン

これを常に持ち歩いて，基本的はこれが中心です。パナソニックですが，それは初期の頃にキーが打ちやすくて気に入って継続して買い換えているだけで，現在では特にこのブランドにこだわる理由はありません。

2）勤務先にはちょっと古いフロア型パソコン

大学にはちょっと古いフロア型パソコンがあって，これにプリンター，スキャナー，DVD-ROMドライブ，フィルムスキャナー，MOなどがついています。数年前までは，このMOをバックアップに使用しましたが，現在では「データをMOで欲しい」という要求のある場合以外にはMOは使用しません。この装置は，1）のノートパソコンと簡易LANで接続します。

3）自宅にはちょっと古いノートパソコン

自宅には数年前まで使っていた古いノートをおいて，2軍の装置として使います。性能は低いのですが，ハードディスクだけは1）に負けない位に大きくしてあります。CD-R/RWドライブとプリンターがついており，CD-Rはよく使います。モデムも接続可能です。この装置は，自宅での印刷にも使いますが，一番多い用途は音楽関係で，MIDIやMP3ファイルの作成と再生に使用します。1）のノートパソコ

III．文献を整理・保管・検索する

ンとは，こちらも簡易LANで接続します。

　このシステムで，1）の自分のデータ部分は2）と3）に常にバックアップしています。これで，「自分のデータはほぼ常に確保できている」状態にあります。
　このほかに，本を1冊スキャンした場合などでまとまった大量の図データなどができた場合，あるいはMP3データなどは一応CD-Rにしておく場合もありますが，それはごくまれなことです。
　かかる費用はごくわずかで，パソコンの価格以外にはHUB2台分は現在では1台5,000円程度で，後は電線だけですから，合計1万円未満でしょう。もっともこれからセットするなら無線LANを使うのが常識でしょう。

■故障の経験

　データに関係するパソコンの故障は最近で2度ありました。1999年初秋に，上記3）の装置のノートパソコンが故障してデータを喪失しました。そのときは，フロア型パソコンのバックアップが大変に有用でした。
　もう一度は，2001年5月に上記の1）のノートパソコンが突然動かなくなりました。パソコンの蓋を開いて起動しようとすると"no OS available"というメッセージがでます。どうもハードディスクにアクセスしていない様子なので，ハードディスクの接続がはずれたと疑いました。その直前に，郵便局でカバンごと机から床に落としたのを思い出しました。
　それなら自分で直せるかも知れないと考えて，装置を開いて自分で処理しようとしたが，うまく開けません。無理をすると逆に壊しそうです。さいわい，秋葉原にパナソニックのサービスセンターがあるのを知ってそこへ持参すると，お店の方が一目みて奥へ引っ込んで，「基盤がゆるんでいたので押し込みました」と修理が完了しました。無料でした。
　この解決には3日ほどかかり，その間は上に述べた3）の二軍機を持ち歩きましたが，その間に不便だったのが意外なことに英語辞書でした。私はもう英語辞書は全面的にパソコン搭載の辞書（研究社の中辞典）に頼っていて，手元に書籍の英和辞書がなくなっていました。
　データのバックアップも大切ですが，最近は使い方が複雑になったので，パソコンを買い換えた場合にもセットアップが大変だと予想しています。

ハードディスクのバックアップ

■アーカイバ（圧縮）：LHAなど

電子化情報は場所をとらないといっても，いくばくかのスペースは必要です。大容量のハードディスクも，いつかは一杯になります。

少し古くなったデータは，「常時もっていなくてもいいけれど，捨てるわけにもいかない」という状態のものができます。以前は，こういうデータを圧縮してフロッピィに保存しました。

■「アーカイバ」とは

「アーカイバ」と称するプログラムがあります。「アーカイブ」は「古文書」または「古文書化する」という意味です。アーカイバは，それを行うプログラムです。

アーカイバは2つの働きをします。ひとつは，バラバラなものを「ひとつにまとめる」つまりフォルダに入れる働きをします。いくつかの章に分れている書籍の原稿を1冊分ひとつのファイルにまとめるとか，プログラムのテキストと実行ファイルと説明ファイルを一緒にまとめる，といった使い方をします。「ひとつにまとめる」といっても，ファイルをただ作り替えてひとつにするのではありません。コピーしたり通信で送ったりするうえではひとつのファイルにしますが，実際に使う際には簡単な操作で元のファイルに戻せます。たとえば，本書の元の原稿は各章ごとに別のファイルになっています。それを別のファイルとしての構造を保ったままで，ひとつのファイルにまとめるのがアーカイバです。

アーカイバのもうひとつの機能はファイルの「圧縮」で，本来のファイルの形の半分以下に小さくします。当然，ハードディスクの場所をとらないだけでなく，通信で時間がかからないのが大きな利点です。

プログラムやデータがインターネットやCD-ROMで配布される場合，この「圧縮状態」で配布される場合が少なくありません。したがって，「アーカイブされたもの」「圧縮されたもの」を元の状態に戻して使う方法だけは知っておきましょう。「自動解凍」といって，マウスをクリックするだけでこれを自動的にやってくれる場合も少なくありませんが，そうでない場合も一応知っておかないと手も足もでません。

■アーカイバの使用頻度が低くなった

アーカイバで「圧縮する」頻度は極端に低くなりました。フロッピィという小容量の媒体を使わなくなり，ハードディスクの容量が大きくなったので，自分でアーカイブする必要が乏しいからです。

実際に使用するのは，通信でデータやソフトウェアをダウンロードして使うときだけです。こちらは，通信時間を短縮する狙いで圧縮されているのが普通だからです。

アーカイバと圧縮の機能について，ある本に見事な比喩が載っていました（深川岳志：第6章 NIFTY-Serveアクセス術．鈴木康之ほか著：ビジネスマンのためのNIFTY-Serve－仕事に活かすパソコン通信．アスキー出版局，1993）。

「おいしいコーヒーを遠く離れた友だちにのませたい。しかし，熱々のコーヒーをポットで郵送するのでは時間もお金もかかる。そこで，そのコーヒーを瞬間的にフリーズドライ状態にする。香も味も封じ込めた一つまみの粉ができあがる。これを封筒に入れて送る。受け取った友人が粉をお湯で溶けば，元通りおいしいコーヒーのできあがり……」。

まさにこの通りです。

■自分で圧縮する必要は減ったが

ハードディスクやMOやCD-R/RWなどが大量のデータを保持できるので，自分の文章やデータをアーカイバでまとめて圧縮する必要性は乏しくなりました。私自身，以前は書籍の原稿を「アーカイブ」してハードディスクにおき，必要が起こる度ごとに解凍して使いました。ハードディスクの容量が500MBもない時代にはそれ以外に方法はありませんでした。

しかし，現在では圧縮せずに保存しています。私は画像は少なく，文章中心ですから自分のデータは精々数百MB程度で，アーカイブしてわずかに倹約して不便な思いをするのは割に合いません。

アーカイブするのは唯一「ファイルの送信ないしアップロード」の場合です。これは上に述べたダウンロードの逆ですから，意味は基本的に同じです。

■LHAとLHASA

アーカイバにはいろいろありますが，日本では，吉崎栄泰氏がMS-DOS時代に作成発表したLHAとそれから派生したものが高性能で，現在のOSのいろいろな種類に対応して使われます。いずれも無料で公開されている「フリーソフトウェア」です。

解凍するだけなら，"LHASA"というものがほぼすべての圧縮を解凍してくれます。"LHASA"はウィンドウズに組み込まれています。

■フリーソフトウェアと「精神の自由」

フリーソフトウェアと「精神の自由」ということの意見を述べます。たくさんの優秀な方々がフリーソフトウェアを提供してくださるのは大変にありがたいこと

Ⅲ. 文献を整理・保管・検索する

で，だからこそ私たちパソコン仲間の仕事がやりやすくなり，活動範囲も広がるというものです。これほど優秀なものを，そうして商品化すれば随分の収入を挙げる可能性のあるものを，平然として無料で提供してくださったご好意に対して感謝すると同時に，そうした勇気に拍手を送りたいと考えます。そうして「フリーソフトウェア」の「フリー」とは，価格が無料ということだけでなくて，「精神の自由」という意味と解釈しています。

ついでながら，こうした考え方をサポートすべく，LHAにはさらに使いやすくするような機能を持たせるいろいろなソフトが，多数の方々からやはりフリーソフトウェアとして提供されています。

フリーソフトウェアは大抵はアマチュアの作品ですから，作者はほかに生業をお持ちで，ソフトから特に収入を得なくてもいい，という立場の方も多いのでしょう。たとえば，吉崎栄泰氏は医師が本職です。それにしては，このフリーソフトウェアの質の高さには敬服させられます。フリーソフトウェアには，本職のプログラマーが自分の専門とは異なる領域で余技として開発したものを提供される場合，本来は商品化を目的として開発しているが消費者の反応を知る目的で無料で提供してくださる場合などもあります。それはそれで大変にありがたいことです。一般の商品では，試作品を一般消費者が入手して試用し，さらに恒久的に使用するチャンスはまず絶対にありえませんから。

はじめはフリーソフトウェアだったが，需要が多くなりすぎて製品として販売するようになったものもあります。本書で詳しく述べたエディターにもそのような履歴をもって発展したVZエディターという名品がありました。私が現在も使用し，本書でも説明しているWZエディターはその親戚筋の商品です。

アーカイバ（圧縮）：LHAなど

■「探す道具」：Grep

■「検索」のソフト

　ワープロを使って文章を書くのは素晴らしいことですが，難点もあります。そのひとつが，「書いた記憶はあるが，どこかに書いたのか行方不明」になってしまうことです。私たちの日々の生活は，「探す」ことの連続で，PubMedによる文献検索も「探す」活動の例ですが，自分の書いた文章が行方不明になるのは何とも苛立たしいものです。

　この章では，自分のパソコンの中での「検索」を目的として使うソフトとその使い方を考えます。

■Grepとは

　指定した単語を，指定したファイル群から探しだすものです。MS-DOS版では画面表示するだけですが，私の使うWZエディターではディスクに落として，探しだした情報自体を別のファイルに作成できます。

■Grep使用の実例

　図1は，私のハードディスクから「文献検索」という単語の書いてあるファイルを拾いだしたものの一部です。検索対象は自分の文章や自分で編集したほかの方の文章，通信のログなどです。

　この図が何を意味しているかを説明しましょう。

Ⅲ．文献を整理・保管・検索する

図1　Grepの使用例

筆者のハードディスクを「文献検索」で探した例：これは結果のほんの一部

```
."c:¥data¥book¥DRLIST1.LST"
・  97, 3 :     文献検索と整理 "c:¥data¥book¥PCCB¥PCCB.PL"
."c:¥data¥book¥BCD¥ETHER¥SUWA5032.TXT"
・ 278, 40 :    コロンビア大学の医療情報システムには，文献検索
."c:¥data¥book¥BCD¥ETHER¥ETHER94¥F94_2_8.TXT"
・  10, 32 : 2) 福井県立病院では　図書室で文献検索が稼働中
・  13, 34 :    金沢大学第二内科では　医局で文献検索をおこ
."c:¥data¥book¥bkcmt¥SIMOY502.TXT"
・  86, 196 :  「文献検索と整理」は医学書院に話を持ちかけて出版
."c:¥data¥book¥bksfc¥OZAKI410.TXT"
・  51, 21 : 9. 統計処理用マクロ、文献検索用データ
."c:¥data¥book¥bfm¥AOKI506.TXT"
・  93, 16 :    私の著書＄12「文献検索と整理－－図書館CD-R
・ 508, 38 :    ースで探すのも有効です．医学の分野では文献検索に
."c:¥data¥book¥bfm¥BFMCOST1.TXT"
・  42, 76 :    ませんし，使いません。私は，文献検索が通信を介し
."c:¥data¥book¥bfm¥BFMBKLT1.TXT"
・  41, 13 : 15. 諏訪邦夫：文献検索と整理－－図書館CD-RO
."c:¥data¥book¥abook¥PCCOM¥IWASE304.TXT"
・  36, 25 :    もう薬屋さんはいらない（文献検索，各種サービス）
・ 135, 4 :     文献検索を中心とした情報収集の実例
・ 240, 22 :    ・医療データベース・文献検索
."c:¥data¥book¥abook¥PCCK2¥FMFLS710.TXT"
・   3, 81 :    ることが多くなりました。数年前から，文献検索は各種
```

「探す道具」：Grep

次の行からは，その呼び出した結果についての説明が書いてあります．

."c:¥data¥book¥DRLIST1.LST"
　↑　　↑　　↑　　　　↑
　　パス名　　　　ファイル名

・ 97, 3 ： 文献検索と整理 "c:¥data¥book¥PCCB¥PCCB.PL"
　　　↑　　　　　　↑　　　　　　　　　↑
　ファイルの中の行数　実際の文章　さらにそこからタグジャンプできる

この項目は，私自身の本の原稿からみつかったもので，実際の文章である「文献検索と整理」の後にファイル名が書いてあって，本書の古い版（1993年発行）の原稿の目次であることがわかります．

."c:¥data¥book¥BCD¥ETHER¥SUWA5032.TXT"
・ 278, 40 ： コロンビア大学の医療情報システムには，文献検索

これは，1992年にコロンビア大学のプレスビテリアン病院に数日滞在したときのことをパソコン通信に報告した記録です。

■Grepとタグジャンプの関係

　Grepで検索すると，図1のようにその内容と同時にファイルの名前がパス付きで表示されます。ファイル名には行数まで書いてあります。こうしてみつかったファイルを開くには，ワープロソフトを起動してそのファイル名を指定して開いてもいいのですが，実はもっと洒落たことができます。

　WZでGrepをつかったときは，検索リストも当然WZの中でできますから，条件がよければタグジャンプで開けます。ところで，Grepがつくるファイルリストの書き方はそのままタグジャンプできる書式で，Grepが探した図1の画面でタグジャンプのキーを打つと，相手のファイルが開いて，探した文字列（ここでは，「文献検索」）がどういう文章のどういう個所で使われているかすぐにわかってしまいます。検索だけでなくて，元がどうなっているのかがわかりやすくて有用で，使いやすく感じます。

■Grepの入手法

　私は，現在ではWZエディターに付属しているものを使います。しかし，Grepは本来はいわゆる「フリーソフトウエア」で，いろいろな方法で入手できます。インターネットのヤフーなどで調べると多数みつかります。

　こういうすばらしいものを無料で提供してくださる方に感謝します。

■ノートパソコン

■ノートパソコン派の言い分

　私は，かなり早期からノートパソコン中心の使い方をしています。その点を少し説明します。

　1993年に出版した『パソコンをどう使うか』（中公新書1237）で，私は「パソコンは書斎」，「ノートパソコンがあれば電車の中も，喫茶店の片隅も書斎」と書きました。当時は，現在と違ってノートパソコンは種類が少なく，性能も低いものでした。画面はカラーのものがごく少なく高価で，私自身がカラー液晶のノートパソコンを入手したのはそれよりかなり後になってのことです。ノートパソコンを中心に使う人の多くなかった早期にそうした用途に目覚めて，そう主張をしたことを誇りに思います。現在では，日本のパソコン販売の中心がノートパソコンに移行し，世界でも先進諸国ではそれに近づいている由ですから。

　現在使っている大型機（フロア型）は1998年秋に購入したもので，初期のWindows98が載っています。たまたま経済に余裕があって，メモリ250MB＋ハードディスク容量15GBという当時としては最高級のスペックのものを導入したので，現在も無事に動いています。

　私がノートパソコンにこだわる理由はいくつかありますが，最も重要なのは「どこにも持って行きたい」「手術室に持ち込みたい」からです。2001年暮れの時点で私は手術室の中に小さなオフィスがあり，大型機中心の使用も可能ですが，それよりも移動中や別の場所，旅行中などに自由に使えるほうを選ぶので，大型機と大型画面はサブの扱いです。

　私は老眼ですから，ある程度の画面サイズが必要で，PDAのような小さな画面のものはほとんど使用不能に近いようです。携帯電話の画面ももちろんダメです。

■ノートパソコンでうれしいこと

　10年前と比較してノートパソコンがよくなった点は数多くあります。画面が大きく美しく見やすくなったこと，CPUが高性能になりメモリも多くなった点，ハードディスク容量の巨大化，強力な電池（私は補助電池をつけて5時間の連続運転可能な状態で使用），通信機能としてLANボードの内蔵とOSがそれをもつ点，それにヴァーチャルCDなどです。ヴァーチャルCDに関してはほかで詳しく説明しますが，お蔭でCD-ROMを持たずにいくつかの強力な辞書を使用できて実にありがたいと感じます。

　そうそう，キーボードの改良が進んで，キータッチに現在ではまったく不満を感

じなくなった点もありがたいことです。

ノートパソコン

Ⅲ．文献を整理・保管・検索する

■タグジャンプによる整理と目次

　データはたまってくると場所をとるだけでなく，整理もわるくなります。ここでは，目次のファイルをつくる問題，それを「タグジャンプ」の機能で，快適に使うことの説明をします。

　ハードディスクに小さいファイルが多数たまると，どれが何かわかりにくくなります。フォルダをつくって整理しますが，あまり小分けすると，今度はフォルダの追跡に苦労します。対応する方法はいろいろありますが，目次ファイルを作ってファイル名と簡単な説明を加え書き込むのが解決法のひとつです。目次ファイルには一目でわかるような特徴的な名前をつけるとさらに便利かも知れません。あるいは，拡張子で区別することも可能です。

　目次がしっかりできれば，ファイル名と内容とがしっかり対応して便利です。この目次ファイルでは，メモの量に制限はありません。詳細な説明を書き加えることも可能です。

　さて，この目次とファイル名からタグジャンプでお目当てのファイルに跳べるようにしておくと，快適さの度合いが一段と強くなります。何しろ，開きたいファイル名にカーソルを移動してキーを2つほど打てばそのファイルが開く仕掛けです。

　WZエディターなどのタグジャンプは特別スマートで，ファイル名を書き込むだけですみます。タグジャンプのことは，WZエディターの項目で詳しく説明してあります。

　是非目次ファイルをつくり，それをタグジャンプでつなぐようにしましょう。

　例として本書の目次として作ったものの一部をそのまま載せておきます（図2）。これは本の目次ですから，割合に整理されていますが，ほかのファイルの目次の場合はこれほど正確に整理する必要はありません。

図2　タグジャンプを利用した目次の例：本書の執筆中の目次のページの一部分
"c:"はドライブ名，"¥abook¥howrf¥"は本書のサブディレクトリの名前，あとがファイル名です。

◎内容の処理	"c:¥data¥book¥abook¥howrf¥pccjap.txt"
◎個々の論文の扱い	"c:¥data¥book¥abook¥howrf¥Indrt112.txt"
◎文献整理の決定版「エンドノート」	"c:¥data¥book¥abook¥howrf¥pccendn1.txt"
◎テキスト形式とは	"c:¥data¥book¥abook¥howrf¥pcctxt1.txt"
◎PDFファイル	"c:¥data¥book¥abook¥howrf¥PDFfl111.txt"
◎HTMファイルのテキスト化	"c:¥data¥book¥abook¥howrf¥HTMfl111.txt"
◎エディター	"c:¥data¥book¥abook¥howrf¥pcced1.txt"
◎素晴らしいWZエディター	"c:¥data¥book¥abook¥howrf¥pccvz.txt"
◎タグジャンプの基本	"c:¥data¥book¥abook¥howrf¥Tagjp111.txt"
◎翻訳ソフトの利用	"c:¥data¥book¥abook¥howrf¥pccejbs.txt"

IV

もっと上手に使うには

- ■インターネット応用の実例
- ■スキャナーとOCR
- ■OCR勉強法
- ■CD-ROMのいろいろ
- ■辞書とヴァーチャルCDドライブ
- ■青空文庫
- ■「著作権」をどう考えるか

■インターネット応用の実例

本章では，インターネットを使用して，それを役立てていく手法を実例を挙げながら考えていきます。

■その1．蘇生と血液ガスの講義から

しばらく前のこと，ある学会で「蘇生と血液ガス」の講演を依頼されました。対象は学会員全体で，麻酔科医を中心とした医師です。

ただの「蘇生」の講演なら，調べる必要はありません。「蘇生」は，私のような麻酔の専門の医師にとっては常識ですが，一般の医師の常識にはなっていないので，これを秩序立てて話していけばよいのです。

一方，「血液ガス」の講義は，私の勉強の方では専門です。本も何冊も書いていますので（諏訪邦夫：血液ガスの臨床．東京：中外医学社，初版1976，改訂版1992）すぐできます。

しかし，「蘇生と血液ガス」の講義となるとちょっと特殊です。しかも対象が学会会員全体で麻酔科医中心となると，お座なりの講義でお茶を濁すわけにはいきません。

こういうときに，「頭脳と自分のファイル」だけでいくのが，私の通常のやり方ですが，今回はちょっと方針を変えました。

ひとつには「蘇生と血液ガス」というテーマ設定がちょっと変わっていて，自分でも調べてみたかった故でもあります。もうひとつは，以前に「蘇生における肺ガス交換」の研究をしたことがあって，それが現時点でどうなっているかにも興味を引かれました。

そこで，この領域で現在どんなことが問題になっているか調べてみました。具体的には，このテーマのキーワードをいれてインターネットで文献を引いたのです。

このテーマは実は類似の「蘇生と酸塩基平衡」で，本書の元を書いたときに文献検索してはいました。

結果：検索の結果を示します。

「蘇生」と「血液ガス」の掛け算で，過去10年間に遡って検索してみると，800ほどの文献が見つかりました（図1）。

前回1991年に検索したときは，眼についたことがひとつありました。静脈血とくに混合静脈血のP_{CO_2}に着目した報告が極端に多かった点です。今回は，動静脈血の差の研究はほぼ終了したのか同じ手法の研究はそれほどのことはなく，その代

わり胃粘膜のpHや皮膚のP_{CO_2}を測定するという前回には見られなかった新しい手法のものがみつかりました。それでも基本的な結果自体は似ています。

図1 「蘇生と血液ガス」の検索リスト

1. Efrati O, Barak A, Ben-Abraham R, Weinbroum AA, Lotan D, Manistersky Y, Yahav J, Barzilay Z, Paret G.
Hemodynamic effects of tracheal administration of vasopressin in dogs.
Resuscitation. 2001 Aug; 50(2): 227-32.
2. Huang Y, Zeng Q, Luo A.
The change of arteriovenous carbon dioxide and pH gradients during severe hemorrhagic shock and resuscitation.
Chin Med Sci J. 1998 Mar; 13(1): 53-5.
3. Imanaka H, Nishimura M, Miyano H, Uemura H, Yagihara T.
Effect of synchronized intermittent mandatory ventilation on respiratory workload in infants after cardiac surgery.
Anesthesiology. 2001 Oct; 95(4): 881-8.
4. Adams JA, Mangino MJ, Bassuk J, Kurlansky P, Sackner MA.
Regional blood flow during periodic acceleration.
Crit Care Med. 2001 Oct; 29(10): 1983-8.
5. Driessen B, Jahr JS, Lurie F, Griffey SM, Gunther RA.
Effects of haemoglobin-based oxygen carrier hemoglobin glutamer-200 (bovine) on intestinal perfusion and oxygenation in a canine hypovolaemia model.
Br J Anaesth. 2001 May; 86(5): 683-92.
6. Waters JH, Gottlieb A, Schoenwald P, Popovich MJ, Sprung J, Nelson DR.
Normal saline versus lactated Ringer's solution for intraoperative fluid management in patients undergoing abdominal aortic aneurysm repair: an outcome study.
Anesth Analg. 2001 Oct; 93(4): 817-22.
以下，略

今回はこの点を講演の目玉のひとつとしました。たまたま，私はこの問題をいろいろと検討したことがあり，論文も書いていて，この点に焦点をあてれば平凡でない興味深い講義になりうる自信もあります。最終的には，ほかのテーマを2つほど加えましたが，「最新の論文まで検討した」という安心感と自信は講義の出来映えにも影響したと思います。

■その2．「パルスオキシメトリー」の検索：キーワードの重要さ

最近，「パルスオキシメーターを健康機器に」ということを考えています。装置が廉価になったので，「医療機器」としてでなくて，「健康機器」つまり一般の方々が所有して生活の場で使って貰おうという考え方です。高齢登山者が多くなり，私自身もそのはしくれにいるのも気にする要因です。それで，この面の調査が必要に

IV. もっと上手に使うには

なりました。

1989年に，私は「パルスオキシメーター」という著書を出版して，この際に約200の文献を引いています。このときは，通常の方法で集めました。データベースにはアクセスしていません。

その後，パルスオキシメーターに関しては何回もデータベースを使っています。今回はインターネットのPubMedを引いてみました。その結果が表1のようになります。

表1 PubMedでみたオキシメトリー/パルスオキシメトリーの論文数

	総数	パルスオキシメトリー	パルスオキシメトリー/パルスオキシメーター
1964～1965	104	0	0
1965～70	582	0	0
1971～75	199	0	0
1976～80	133	0	0
1981～85	187	13	15
1986～90	1,652	425	585
1991～95	2,096	846	1,067
1996～2000	1,874	754	890
2001年1年	287	127	158
合計	7,055	2,135	2,677

まず第2の「総数」のコラムをみてください。これは検索キーワードの入力画面にpulse oximetryと入力して調べたものです。

結果がやや珍妙です。1964年から1970年頃までは年平均100件以上の論文が書かれていて，そこから1985年までは年間30～40件に減少し，1986年以降になって年間300件という数に急増している点です。

ちょっと不思議です。パルスオキシメトリーが開発されたのは1974年頃の日本での事柄で，それが1980年前後にアメリカで改良され，ぼつぼつ商品が出始めて，1985年頃から急速に普及していきました。したがって1975年まではパルスオキシメトリーの論文は書かれようがありません。それ以前の論文はすべて脈動を使わない旧来の「オキシメトリー」を利用した論文です。一部には「オキシメトリー」を「酸素を測る」意味につかって，電極で測定した論文も含まれています。

ところがキーワードの欄にpulse oximetryと入力すると，コンピュータはpulseとoximetryの掛け算として調べます。そうして，古い論文のpulseは測定器とは無関係に，循環系の脈拍の変化やその測定を組み合わせた論文で，つまり"pulse"は酸素の測定とは別の要因としてひっかかったのがこの辺の論文です。

pulse oximetryは，pulseとoximetryを分離して書く習慣で，pulseoximetryとか

pulseoximeterという1語にして検索するとPubMed全体でたった15の論文しか見つかりませんでした。

たしかに"pulse oximetry"という複合語を検索して，"pulse"と"oximetry"の組み合わせでないことを解決したらどのくらいみつかるでしょうか。それが3番目と4番目のコラムです。3番目は"pulse oximetry"だけ，4番目は"pulse oximetry"と"pulse oximeter"の双方を含む論文です。

これをみるとたしかに1981以降にはじめて登場し，実は1983年の論文がもっとも古いことがわかります。「パルスオキシメトリー」単独でなくて，「パルスオキシメトリー/パルスオキシメーター」と双方を含めると，4番目のコラムのように当然数が少し増えました。

PubMedによると，大抵の場合は「複合語」または「フレーズ」として認識できる由ですが，"pulse oximetry"の場合はダメでした。これをPubMedに明確に教えるにはキーワードの欄にpulse oximetryと裸で書かずに引用符をつけて"pulse oximetry"とすれば，「そういう複合語」と認識して，それで検索してくれます。

ところで，"pulse oximeter"に「価格」という意味の単語を組み合わせて"AND price"として検索したところ，たったひとつ

 1. Burney M. Pulse oximeters go mobile as prices continue dropping.
 Hosp Mater Manage. 1998 Apr; 23(4): 12

という論文がみつかりました。論文の中では価格を論じているものはほかにもあるでしょうが，タイトルやキーワードとして与えているのはこれだけなのでしょう。

■その3．シミュレーションと麻酔の原稿

麻酔学においては，シミュレーションは大きな領域です。吸入麻酔のファーマコキネティクスの研究はシミュレーションを中心として，1960年代までに研究が終了しています。その背景などには触れませんが，数式や等価電気回路による計算が中心であり，研究の歴史の最後にわずかにアナログコンピュータや大型のディジタルコンピュータが使用されています。当然パソコン以前のことです。

こうした点を中心に，20年近くも前に「シミュレーションと麻酔」を総説しました（諏訪邦夫：シミュレーションと麻酔学．麻酔 23：285-294, 1974）。さて，このテーマが，1990年代に入ってどうなっているかを調べてみました。結果的に，やはり50程度の文献がみつかりました。それを中心にあらためて総説を書きました（諏訪邦夫：麻酔学領域におけるシミュレーション．麻酔 41：1658-1663, 1992）。

2001年末に同じテーマで再び検索してみました。226の論文がみつかり，そのうちで180以上が1990年以降のもので，この領域の論文がここ10年間に急増していることがわかります。麻酔のシミュレーターが「実体型のもの」（ロボット型の人形に具体的に麻酔を施行するタイプのシミュレーター）も，「パソコンシミュレー

Ⅳ. もっと上手に使うには

ター」(パソコン上のソフトウェア) のものも多数作成され, いろいろな用途に使われるようになっているので, 当然ではあります。

このようにインターネットを使うと, いろいろと知識や情報の骨格ができます。それが面白いのです。

■スキャナーとOCR

スキャナーとOCRは，最近のパソコンで急速に機能が向上して使いやすくなっているもののひとつで，是非これを「文献整理」に応用しましょう。これを使えば，紙の情報をパソコンに取りこんで使うことが可能になり，場合によっては別の用途も生まれるかも知れません。

OCRは，印刷されている文字情報を，パソコンの中に「文字情報として」取り込む役割を果たします。まず印刷の文書をスキャナーで「絵」として採取し，その「絵」の状態の文字を，パソコンの中で「文字」に変換するソフトウェアです。スキャナーで読んだ時点では「絵」ですから「図や絵を処理するソフト」つまり「ペイント」のようなものでしか扱えませんが，それをOCRで処理するとワープロやエディターで処理できるようになります（図2）。言うまでもなく，絵と文字とはパソコンの中で保存や処理に要する情報量が段違いで，絵では1ページがモノクロでも50KB，カラーでは300KBとかですが，文字は1つが2バイトなので，1ページが40×40としても3KB程度とごく小さくなります。

図2
スキャナーでとった画面（左）と，それをOCRで読んだ画面（右）を隣り合わせでだすと直しやすい。左側の原画はカラーでもあり，これよりずっときれいで読みやすい。

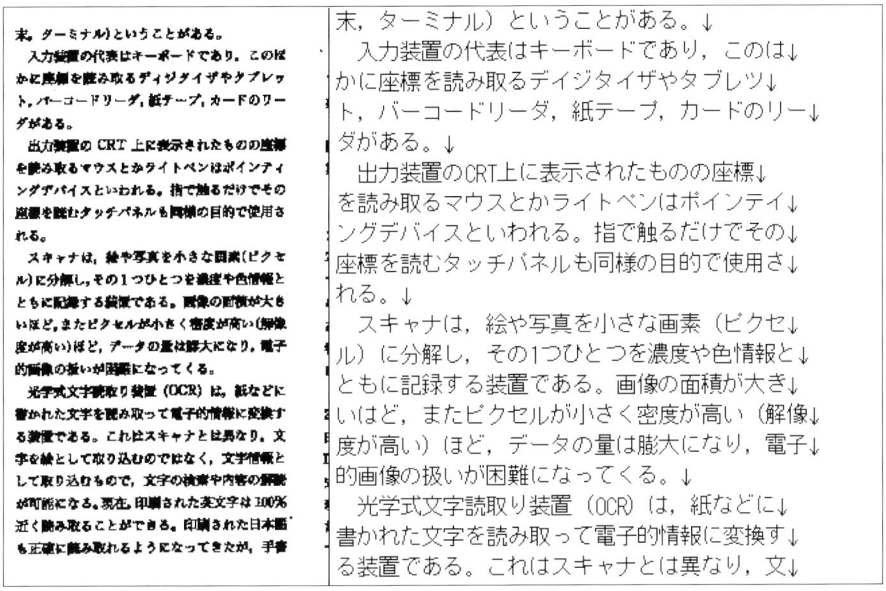
末。ターミナル）ということがある。
入力装置の代表はキーボードであり，このほかに座標を読み取るディジタイザやタブレット，バーコードリーダ，紙テープ，カードのリーダがある。
出力装置のCRT上に表示されたものの座標を読み取るマウスとかライトペンはポインティングデバイスといわれる。指で触るだけでその座標を読むタッチパネルも同様の目的で使用される。
スキャナは，絵や写真を小さな画素（ピクセル）に分解し，その1つひとつを濃度や色情報とともに記録する装置である。画像の面積が大きいほど，またピクセルが小さく密度が高い（解像度が高い）ほど，データの量は膨大になり，電子的画像の扱いが困難になってくる。
光学式文字読取り装置（OCR）は，紙などに書かれた文字を読み取って電子的情報に変換する装置である。これはスキャナとは異なり，文字を絵として取り込むのではなく，文字情報として取り込むもので，文字の検索や内容の解読が可能になる。現在，印刷された英文字は100%近く読み取ることができる。印刷された日本語も正確に読み取れるようになってきたが，手書

末，ターミナル）ということがある。↓
入力装置の代表はキーボードであり，このは↓
かに座標を読み取るデイジタイザやタブレツ↓
ト，バーコードリーダ，紙テープ，カードのリー↓
ダがある。↓
出力装置のCRT上に表示されたものの座標↓
を読み取るマウスとかライトペンはポインテイ↓
ングデバイスといわれる。指で触るだけでその↓
座標を読むタッチパネルも同様の目的で使用さ↓
れる。↓
スキャナは，絵や写真を小さな画素（ピクセ↓
ル）に分解し，その1つひとつを濃度や色情報と↓
ともに記録する装置である。画像の面積が大き↓
いはど，またピクセルが小さく密度が高い（解像↓
度が高い）ほど，データの量は膨大になり，電子↓
的画像の扱いが困難になってくる。↓
光学式文字読取り装置（OCR）は，紙などに↓
書かれた文字を読み取って電子的情報に変換す↓
る装置である。これはスキャナとは異なり，文↓

スキャナーとOCR

■OCRがよくなった点

　OCRはハードウェアとしてはスキャナーと，それをパソコンに接続するインターフェース，ソフトウェアは絵としての文字を，「文字」として認識するプログラムの組み合わせです。最近では，価格・性能・接続の容易さ・使い勝手などすべての点で著しく改良されています。

　費用は，スキャナーとケーブルで3万円程度でしょう。OCRのソフトウェアはこのクラスのスキャナーには付属してきて，それで一応は使えます。スキャナーは「フラットベッド」というタイプを採用してください。つまり平らな画面に押しつけてコピーをとるような形でスキャンします。プリンターのように紙を流し込んでスキャンするものや，スキャンユニットを動かして紙をなぞるタイプもありますが，用途はごく限定されます。

　パソコンとの接続は以前は大抵SCSI（スカジ）という規格を使用し，その特殊ボードが高価で，パソコンの設定もふくめてなかなか大変でしたが，現在では"USB"というどんなパソコンにも設けられているポートにただつなげば，それで動きます。

　ソフトウェアはスキャナー付属のものを一応使用します。機能縮小版の場合も少なくないので，不満を感じた時点で同じもののフルスペックの商品にアップグレードします。

　スキャナーの最大の欠点は，「スペース」つまり場所をとる点です。最低でA4は必要で，機器自体はさらに一回り大きく，ノートパソコンより大きなスペースを要します。この点は解決策がちょっと思い当たりません。

■スキャナーとOCRの用途：その1）紙の書類をなるべく減らす

　スキャナーとOCRの用途の第一は，「情報の電子化」と「紙の書類を減らす」ということです。

　テキストにしてしまえば，ファイルのサイズは前述の計算のように1/100になりますが，常に可能とはかぎりません。場合によっては，一部ないし全部を画像のまま残す必要もあります。これもハードディスクが大きく余裕があるからできるので，私の使用するスキャナーとソフトウェアで保存する"tif"という形式では1ページが300KB位で，以前なら大変な分量でしたが，現在は3ページで1MBですから，手に負えないほど邪魔にはなりません。

　ページ全体を保存せず，絵や図のようにテキストにならない部分だけを切り出して保存するならずっと小さくて済みます。

■スキャナーとOCRの用途：その２）本や雑誌をパソコンの情報に

手法は同じですが，意識がちょっと違うものとして，本や雑誌をパソコンに採り込むこともできます。こちらもOCRを利用してテキストにしますが，画像のまま残してもよし，あるいは図の部分だけを切り出して，貼りつけて自分の本に改造もできます。全体からみれば図の部分は一般に少ないので，全体としてはあまり場所を取りません。

■スキャナーとOCRの用途：その３）新しい勉強法

これについては別に項目を設けて説明してあります。

＜メモ＞フィルムスキャナー

スキャナーと似たものに「フィルムスキャナー」という製品があります。35mmの写真フィルムをパソコンに取り込むもので，私はスライドをパソコンに取り込んで処理するの使います。「文献検索」とは異なる使い道ですが，スライドを整理したり，スライドにしかない写真をパソコンで処理したり投影できるようになります。

基本性能はおそらく通常のスキャナーと類似と推測しますが，小さなフィルムをスキャンする分だけ細かい分解能が必要で，その代わり扱う画像は小さいので機器のサイズは小型です。OCR使用はもちろん関係ありません。

通常のスキャナーより2倍以上高価ですが，おそらく販売数もずっと少ないと推測されるので仕方がないでしょう。

■OCR勉強法

OCRを勉強に使うという考え方をお話します。OCRは別の項目で説明してあるように、本来は印刷の文章をテキストとしてパソコンに取りこむソフトウェアですが、これが「学習装置」として使えそうです。

■きっかけと経過

きっかけはこうでした。別項で説明する「青空文庫」に参加する目的で、長編小説（徳富蘆花：『思出の記』）を入力しました。元の印刷が悪い点、コピーを使う点、文体も古い点、旧字体と旧仮名遣いで書かれている点、ルビがふられている点などいくつかの要因で文字や単語の識別率が大変に低く、OCR出力を原文と対比修正する仕事量が多くて骨が折れました。やり方は、原文（の絵）を半分画面に出し、残る半分に修正文章を出して、一方を眺めながら他方に手を加えました。

義務感で開始し、縦書き原文を横書きに直すなど不慣れな点も多く、当初はなかなか速度が上がりませんでしたが、途中から加速できて2段組200ページを3ヶ月で完成しました。一方で仕事に慣れてムダが減り、他方楽しくなって、先へ先へと進んだのも理由でした。小説をこのように「一字一句正確に確認しながら読む」作業を大変に楽しく感じました。筋は知っていましたから、単純に「先を読みたい」のでなく、以前に愛読した文章を「念入りに味わう」気持ちに近かったようです。

■学習への応用

ふと気がついて、「この方式を勉強に応用」しようと試みました。今度は小説ではなくてもう少し難解な教科書の類で、「前に読もうとしたがよく把握できなかった」という記憶のあったものです。

行ってみて、「内容がよくわかる」点が気に入りました。一字一句丁寧に読んで時間をかけるのですから当たり前ですが、このプロセスがなければ「丁寧に読む」という行動をしないので、ひとつの「別の学習法」として有用と感じました。

結果がパソコンに残り、自由に参照できる点がもうひとつの大きな利点かもしれませんが、これをあまり強調するのはおそらく誤りでしょう。

■翻訳への応用

2001年夏にOCRを翻訳に使用して大成功でした。それは次のステップで行います。まず原書（英文）をスキャナーで読み込み、これをOCRにかけて「英文テキスト」にします。次に翻訳ソフトを使って一応の「訳のようなもの」を作り、最後

に手作業でしっかりした日本語に仕上げます。

　この手法は，実は以前にも試みたことがありましたが，今回再びある書籍1冊の翻訳に適用して有用なことを確認しました。

　出版社から翻訳を持ちかけられた際は，本自体は面白く読みましたが，翻訳を引きうける決断がつきませんでした。翻訳を通常のように手作業で行うとしたら，よほど気に入った本でないかぎりは効率が悪く楽しくもないからです。

　そこで，OCRで本の半分ほどの英文を読み込み，それを翻訳ソフトにかけて，日本語の出来映えを確認して，「これなら，手間をかけずにできる」と確認して承諾しました。結局，出版社からの最初の打診から丁度2ヶ月で120ページの翻訳を完成して原稿を発送しました。本書と前後して「学位論文の書き方」というようなタイトルで出版される予定です。

■感じた点

　OCRがつくったヘマな日本語を直しながら，中学生の頃に「手で写して記憶する」「理解する」という手順を頻回に使ったのを思い出しました。漢字の書き取りや英語の綴りを覚えるのはもちろんですが，歴史や理科でさえも，頭に入れるのに「写す」「書く」という作業は有用でした。

　コピー全盛の現代では，他人の書いたものを「手で写す」とか「手で書く」機会は極くまれです。キーを打つことも含めて「書く」のは自分の思想や意見を表現することで，他人の思想や意見の理解解釈は，「読む」に頼っています。

　しかし他人の文章を「書き写す」作業は，「読む」のと別の形で理解を進め，楽しみにもなることを痛感しています。「コピー」技術の進歩のお蔭で，私は情報をマスターする技術をひとつ失った，あるいは使うことを蔑ろにしているのかもしれない，と疑い始めています。

　コンピュータ時代になお「手書き」にこだわる点に関しては，出力の性質つまり手書き文字の「あたたかさ」「人格の表現」といった面が強調されます。その重要性を否定はしませんが，手書きのもうひとつの機能である「入力の性質」つまり「手で書いて頭に入れる」という要素も重要かもしれません。現代でも手書きを捨てない人が少なくないのは，「キーが打てない」「キーが嫌い」「パソコンが嫌い」以外に，「手書きによる情報入力」の意味を直感的に感じている場合もあるかも知れません。

　私自身は，手書きに戻ることはありませんが，キー入力にも手書き入力に類似した性質があることは間違いなさそうで面白く感じます。

■注意点

　原文の傍線・下線・書き込みなどがあると，OCRに利用の際に，識別機能を大

きく損ないます。その後は，元の本に不用意にアンダーラインやマークなどは引かないように注意しています。

■OCRの翻訳の利点

OCRをつかった翻訳が本当に「省エネ」かどうかは自信がありませんが，こう感じています。「翻訳」は，頭脳への負担のけっこう重いものです。よい環境で集中して行う必要があります。ところが，OCR＋翻訳ソフト＋手作業という組み合わせで翻訳を進めると，各段階を「細切れの作業」として行うことができて，「机の前に座り込んでじっくり」ではなくて，「ちょっとした暇の度ごとにちょこちょこ」と進められると感じました。それは一方で利点ですが，もしかするとじっくりよい文章を考えることをサボるので欠点にもなり得ることでしょう。

OCRで本を読むことは，学習の一法として有用で，ほかにもいろいろな使い道がありそうです。

■CD-ROMのいろいろ

本書の中心は文献のインターネットですが，この章では文献CD-ROMをはじめとして，私たちに興味のありそうなCD-ROMをいろいろと説明していきましょう（表2）。

表2　CD-ROMのいろいろ

文献のCD-ROM	MEDLINEのもの EMBASEのもの 医学中央雑誌CD-ROM版
書籍　医学辞書	今日の診療：CD-ROM版 今日の治療指針，今日の診断指針，今日の検査指針などが1枚のCD-ROMに収められている。
学習用シミュレーター	
一般向きのもの	広辞苑 平凡社百科事典 「未来の図書館（世界名作全集：英語版）」

■文献CD-ROM

文献のCD-ROMというとMEDLINEのデータを商品化したものが一番広く普及していますが，それは図書館で使いましょう。PubMedならインターネットで自由に使えるので，図書館でCD-ROMを使う理由はあまりありません。ただし別の項目でも述べたように，PubMedの元になっているMEDLINEはアメリカ系が優勢ですから，ヨーロッパや日本の英語論文を「完全に網羅」したい場合は，EMBASEなどを組み合わせるのは有効です。

日本語のCD-ROMのうち特筆すべきは日本語医学文献集で「医学中央雑誌CD-ROM版」です。これは年間の費用が50万円というような金額なので，自前で入手するものではなく，図書館で利用します。こちらはPubMedのような「無料通信ヴァージョン」はないので，図書館で使うほうが安上がりです。

■辞書・辞典・用語集・名簿

医学辞書のCD-ROMが多種発行され，価格も安くなりました。後に述べる「ヴァーチャルCDドライブ」と組み合わせて，使用に便利です。私の使うものは以下のものです。

Ⅳ．もっと上手に使うには

　　・南山堂医学大辞典CD-ROMプロメディカ（南山堂，1998年，18,000円）

ほかに，私は使用していませんが，

　　・CD-ROM最新医学大辞典2版—画像増補版（医歯薬出版，28,000円）

　　・CD-ROMステッドマン医学大辞典　改訂第5版/英和・和英（メジカルビュー社，23,000円）

というのもあります。

　このほかに，多数の学会が「用語集」を作成して公開しています。たとえば日本麻酔科学会では

　　http://www.anesth.or.jp/

で学会のホームページに入り，「用語委員会」のところに行くと，そこに「麻酔学用語」が掲示されています。学会員であるか否かの制限は，2001年末の時点では問うていません。誰でも入れます。ダウンロードもできます。用語集に関しては同様な扱いをしている学会が多いようです。

　一部の学会では，学会会員の名簿を公開している場合もあります。

　外国語まで拡張すれば，CD-ROMは商品も無料のものも山ほどあります。

■教科書や参考書

　現在では，CD-ROMは文献よりも教科書や参考書の内容のものが中心になってきています。各種の医学教科書，各科の代表的な教科書が現在ではCD-ROM化されて販売されています。文字中心のものがふつうですが，図や絵の多いものもあります。解剖図譜や放射線画像集などの類です。中には一般向きなのか医学教育向きなのか区別がはっきりしない印象のものも見受けますが，そもそもアメリカでは両者を日本ほどは区別しないのかも知れません。

　図・絵・写真中心のものは外国語版で十分役に立つことも少なくありません。日本語のものの例を挙げ，簡単なコメントをつけます。

　　・今日の診療vol.11　ハイブリッドCD-ROM版（医学書院，49,800円）

　この種のものとしてはちょっと高価ですが，内容の性格上頻回に改訂が必要な故もあるでしょう。書籍体のもの数冊分が入っており，使えば高価ではありません。

　もとになっている本は，従来から手術室などにそなえ，自分でも購入していました。麻酔科の医師は，ほかの科の情報を短時間に手にいれる必要があるからです。CD-ROMは軽量ですし，特に便利です。こういう標準的な，日常ちょっと参考にして眺めたりするものは，CD-ROMに最適です。

　　・ネッター臨床解剖学図譜（丸善，本体34,000円）

　あの美しいNetterの図譜のCD-ROMで見るだけでも楽しい！　解剖学図譜19,000円　というのもカタログにはありますが，両者の関係は不明。さらに，同じ「丸善」から，循環系のものが「冠動脈疾患」「高血圧」「うっ血性心不全」「心電図診断法」

などに分れて販売されています。

・CT免許皆伝CD-ROMによる読影シミュレーション（日本医事新報社，9,500円）

類似シリーズで「MRI免許皆伝CD-ROMによる読影シミュレーション（9,500円）」も。

・呼吸器X線像読影シミュレーションCD-ROM　LungWhisper（医学書院，15,000円）

いずれも私自身は使用したことがないので，コメントできません。

■学習用シミュレーター

学習ないし教育用パソコンシミュレーターがいくつかあります。いずれも，日本電気製作で医学書院が販売しており，Windowsで動きます。

1) シム・クール―救命救急のための呼吸・循環動態シミュレータ　28,000円
2) シム・アネステシア―全身麻酔シミュレータ　28,000円
3) シム・ナーシング―看護診断シミュレータ　20,000円

3)は使用していませんが，はじめの2つは学生の教育によく使います。いずれもよくできていて，ムードも似ています。

ミシシッピ大学のガイトン教授が中心になって1960年代に開発した人体モデルが基礎になっています。このモデルは大変に有名なもので，循環動態を中心に自律神経系・呼吸・内分泌など人体生理を広く包含しており，当初はアナログコンピュータとハイブリッドコンピュータで分析し，間もなくミニコン用フォートランプログラムに書き直されています。

そのモデルに，薬を投与したりさまざまの事件が発生するような条件を加えてできたものがこのシミュレータです。振舞いに関しては，外から加えた要因の作用が一部に速すぎるものがあるなど不自然な点もみられますが，Ver.1.0ですからその点は仕方がないでしょう。

個人で購入するにはちょっと高価ですが，「教育用」として教室やグループで入手して皆で使うなら大変に有用です。

製作者にひとつだけ注文を：

基本は現在と同様に「真面目な学習ツール」でけっこうですが，中で枝分かれさせて「ゲーム」として遊べる道をつけて頂けないでしょうか。今の若者は（いいえ，私の世代でさえも）ゲーム好きですから，「点数がXX点」というような採点とか，死にそうな患者を何日も生存させたり生き返らせて退院させるという道をつけて「採点」すれば，使う人達が「ゲーム」としてもっと真剣に挑戦することになり，それだけ勉強にもなると考えます。

一般向きのもの：その1

　医療や医学に限定せず，一般向きのCD-ROMもいろいろと増えてきました。有名なのは，岩波の『広辞苑』です。本も大変なベストセラーですが，CD-ROMもずばぬけた販売量だそうで，発売当初は高価でしたが，現在はいろいろなヴァージョンができて，中には廉価なものもあります。

　語学の辞書がいろいろあるのはもちろんです。

一般向きのもの：その2

　Windows用にたいへんに面白いCD-ROMがあるので紹介します。"Library of the Future"というものです。「未来の図書館」というのは大げさな名前ですが，内容をみると「まさに」ですね。連絡先は，World Library, Inc.（12914 Haster St., Garden Glove, CA 92640，電話 714-748-7197）。

　内容は，著作権の切れている世界の名作をおさめたもので，すべて英語です。膨大な分量で紹介に骨が折れるくらいですが，例を挙げます。

　小説では

シェークスピア	43編（全集ではないが主なものはカバーしている）
アンデルセン童話	127編
ルイスキャロル	不思議の国と鏡の国など
コナンドイル	60編（緋色の研究のような長編も含む）
デフォー	ロビンソンクルーソー
ディッケンズ	2都物語，クリスマスキャロル，D.カッパフィールド
ドストエフスキー	カラマーゾフの兄弟，罪と罰
ゲーテ	ファウスト，ウェルテル
ホーソーン	緋文字をはじめ25編
ポー	黒猫はじめ122編
スウィフト	ガリバー旅行記
トゥエイン	トムソーヤー，ハックルベリ
トルストイ	戦争と平和，アンナカレーニナ
ジャックロンドン	荒野の呼び声など6編
ジュールヴェルヌ	80日，地底探検，海底2万リーグ
ユーゴ	レミゼラブル

その他，ちょっとめちゃくちゃという位に多彩です。ようするに，巨大な「世界名作全集」ですね。

　おまけに，小説や戯曲だけでなくて，

　バイブル，コーラン，論語のような宗教関係のもの

　カントの純粋理性批判，マルクスの共産党宣言（いよいよ歴史的な意味だけのも

のになった?!),ニーチェのツァラトストラ,パスカルのパンセ,モンテーニュの随想録というようなもの。

　最新のヴァージョンには科学ものも増えて,当初から載っていたダーウィンの『種の起源』とウォーレスの『新種の発生』以外にも,ハーヴェイの『血液の循環』やジェンナーの種痘の論文なども載っています。ダーウィンでは『ビーグル号航海記』も追加されています。

　素晴らしいのは,作品単位に簡単にダウンロードできるように製作されている点です。ダウンロードした個々の作品は,CD‐ROMドライブのないノートパソコンでも読めます。

　専門家にはものたりないでしょうが,アマチュアの文学研究者なら,ずいぶん面白い使い方ができるでしょう。

　最初に購入した版は,アメリカの現地で50ドルでしたが,その後改版されてデータが何倍にも増し,さらに当初のIBM互換機用からWindows用に変わっています。私の現用のものはたしか150ドルくらいでした。

■辞書とヴァーチャルCDドライブ

コンピュータの進歩のお蔭で極端によくなったもののひとつが辞書ですが，その辞書をできるだけパソコン上で使おう，ということを述べます。特に私のようにノートパソコンを中心にどこでも自由に使う立場では，パソコン使用時に印刷体の辞書は手元にない場合も多く，パソコン辞書の有用性は絶対的です。

■ハードディスクに載せられる辞書

辞書は，大抵の場合はCD-ROMで提供され，そのまま使うのが本来の使い方ですが，一部の製品は当初からハードディスクに写して使うようにできていて，まことに快適で「使わないのがもったいない」と感じます。私が使っているのは研究社英和（図3）と和英中辞典，岩波広辞苑（図4）（いずれも，「システムソフト」製），簡易医学用語辞典などで，ほかに独和辞典も持ってはいますが，ドイツ語を読む機会が少ないので，私自身は載せていませんが，使用頻度の高い方にはお薦めします。「冊子体＋CD-ROM」で，「冊子体単独」のものよりもほんのわずか高価な程度です。

英和辞書の使用頻度が高いのは当然として，使用頻度の意外に高いのが広辞苑で，気軽に利用できれば使う例でしょう。

検索には，私はふつう通りにコピー/ペーストで単語をコピーして引きますが，別の製品では辞書を常駐させ，カーソルを英単語の冒頭の文字のところに持って行ってキーを2つほど打つと自然に辞書の窓が開いて説明を加えてくれるものもあります。

私の使う「システムソフト」の製品は，英和辞書と広辞苑が同一の仕様で製作されて，ひとつの画面を切り替えて使います。常駐しておそらくメモリを少し消費しているでしょうが，高速で使いやすくて手放せません。

■ヴァーチャルCD-ROMの快さ

CD-ROMの辞書の一部を「ヴァーチャルCD-ROM」として使用します。これはハードディスク上に「見かけ上のCD-ROMドライブ」を作成して，そこへ「見かけ上のCD-ROMを出し入れして」使用するものです。

手順は，ソフトウェアを動かしてハードディスク上に「ヴァーチャルCD-ROMドライブ」を作成し，次に手持ちのCD-ROMを同じソフトウェアが内蔵している変換プログラムで，「CD-ROM→ヴァーチャルCD-ROM」に変換します。ヴァーチャルCD-ROMはハードディスク上にできますが直接は使用できず，上記の「ヴ

Ⅳ．もっと上手に使うには

図3　英和辞典

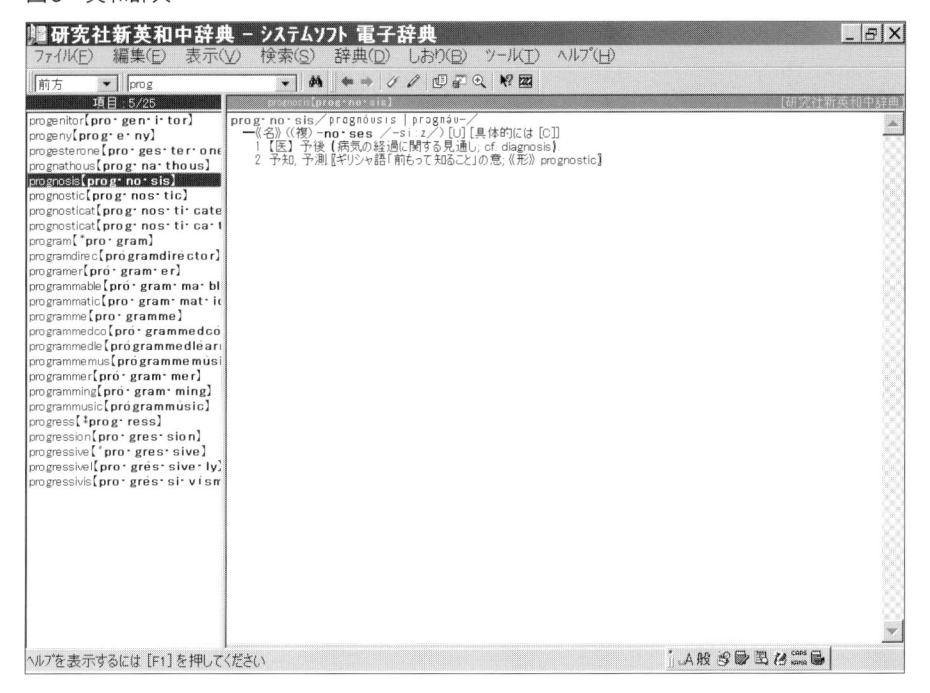

両者は同一画面で，辞書を切り替えて使う。いずれもハードディスクにのるタイプで使いやすい。類似製品で「和英」もあるが，これは使用頻度が低い。

図4　広辞苑

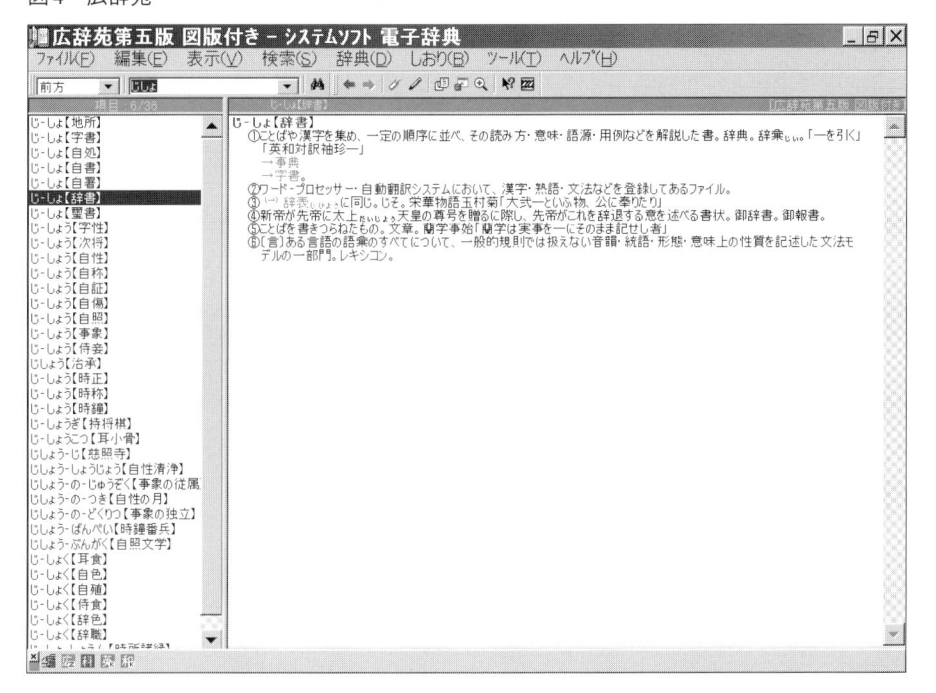

ァーチャルCD-ROMドライブ」に「挿入して」（もちろん見かけ上），"Set-up"も行ってから使用します。

本物のCD-ROMは，まずドライブもディスクも携帯する必要があり，さらに入れ替えにも手間と時間がかかりますが，ヴァーチャルCD-ROMならキー（とマウス）の操作だけでできます。

こうしたやり方に実用性があるのは，最近のパソコンのハードディスクが極端に大きくなったからで，CD-ROM数枚分の辞書は悠々と載ります。必要ならドライブも複数作ることも可能ですが，私は1基だけ作成して「入れ換えて」使用しています。

ヴァーチャルCD-ROMドライブは，辞書以外のCD-ROMももちろん載せられ，画像のCD-ROMでも，あるいは音楽CDでさえも使用可能です。

■私が使っている辞書

私がこの方式で使う辞書は，医学辞書（南山堂），理化学辞典（岩波），平凡社百科事典（簡易版）などで，いずれも便利です。特に有用なのが理化学辞典で，医学辞典ではわからない理化学面の情報が得られますが，ただし数学や生物学面は必ずしも得意でないので，何かほかにも使いやすい辞書がないかと物色しています。

現用のパソコンはハードディスクにあまり余裕がありませんが，これが30GBもあると辞書を10～20種も好きなだけのせられそうです。

■ヴァーチャルCD-ROMドライブソフト

私が使用するヴァーチャルCD-ROMドライブソフトは"virtual CD"という商品で，発売元は「住友金属システム開発株式会社」となっていて，通常のパソコンショップで販売されています。もう3年ほどになりますが，現在ではヴァージョンは変わっているかも知れません。ほかの製品もあります。

■パソコンの辞書がなくて困った経験

2001年の初夏のころに，現有のノートパソコンが故障して，二軍として使用していた古いノートパソコンを持ち出しました。この際に，辞書がなくて不便しました。この装置は，自宅で音楽用とバックアップ用に使用している装置で，データは大体保護できていました。

不便を感じたことが2つありました。ひとつはキーがちょっと違う点で，これはハードウェアが違うのですから当然です。もうひとつは英語辞書が載っていなかったことです。以前は載せていたのですが，現有機に切りかえて古いほうを二軍に落とす際にハードディスクを付け替えて容量を増し，ついでにOSをWindows95→Windows98に載せ替えました。その際に，うっかりして英語辞書を載せなかったの

IV. もっと上手に使うには

に，自宅では特殊な使い方しかしないので気付かなかったのです。

ところが，その間に私は職場が移ってオフィスが極端に狭くなったので，仕事場に本の英和辞書を置かなくなりました。でもノートパソコンに載った英和辞書を使っているので，その時点までは「辞書がない」とは意識していなかったというわけです。

さいわいにパソコンはすぐに直りましたが，パソコン辞書に頼っており，それのないパソコンの使い勝手が極端に悪いことを強く認識しました。

■青空文庫

　1993年に『パソコンをどう使うか』を書いたとき，本書でも紹介した「未来図書館」のことを書いて，その後で「日本の古典も電子化して欲しい」と加えました。

　その希望が，ボランティアの方々のお蔭で大幅に達成されています。日本の作品で著作権の切れたものが自由に読めます。日本の文学作品群が，「青空文庫」という名前のウェブに公開されています。アドレスは，

　http://www.aozora.gr.jp/

です。私自身は楽しみの目的でアクセスしますが，「学問的な用途」も考えられないわけでもありません。本を書くときの引用などならいくらでも使えます。検索も容易です。でもまあ，「たいくつしたらここへ行く」ということにしておきましょう。

　内容は，漱石，鷗外，藤村といった「標準的な文豪」の作品をはじめとして，中里介山『大菩薩峠』とか岡本綺堂『半七捕物帖』のような通俗小説，小酒井不木や海野十三の「ミステリー」（昔の用語なら「探偵小説」），そうして『方丈記』『徒然草』『奥の細道』といった古典，『源氏物語』（与謝野晶子による現代語訳）など多彩です。

　いずれもボランティアの方々によるお仕事ですが，テキスト版，HTML版，e-book版などが準備されています。私自身は，常用するエディターが使いやすいのでテキスト版採用を原則にします。

　なお，「青空文庫」以外にも作品を掲示しているウェブがありますが，それは「電子図書館」として「青空文庫」からトレースできます。

　さらに，個人のレベルで作品の分析や研究を発表しているウェブは数知れません。

　青空文庫をはじめ，ボランティアとしてお仕事をされていらっしゃる方々に敬意を表します。

＜メモ＞「奥の細道」の分量におどろいた

　芭蕉の「奥の細道」のテキストをみて驚きました。全文でわずか29KBしかありません。長い論文1編分です。「奥の細道」はたしかに量が多くはないことは承知していましたが，それにしてもこれほど少ないとは。高等学校時代に，「古文」の勉強として読んで以来忘れていましたが，改めて読んでみると文章も上手でリズムもあり，読みやすくてあっという間に読めました。これこそ「声を出して読む」のが楽しいものの例です。

　ちなみに「方丈記」はもっと少なくて20KB程度ですが，「徒然草」は170KBもある長編です。

■「著作権」をどう考えるか

　この項目では「著作権」というものと，パソコンやインターネットの関係を検討します。論文を書いたり本をだすことに関して，「多数の人に読んで欲しい」点で，著者と出版社の立場は共通しています。「記録を残したい」だけの自費出版は違うとしても，一般には自分の知識や意見を知らせたいから論文や本を書くのです。

　古い格言で「書肆のためには読まずとも買え，著者のためには買わずとも読め」というのがある由です。書肆とは出版社，書店のことで，両者の立場の相違を言い表しています。えげつない表現をすれば，「出版社は売れればいい，著者は読んでもらえればいい」ということになります。

　コピー装置の普及に対する気持ちに，この差は現われています。私たちの中で，著作で生計をたてている方は例外ですから，一般にはコピーに反感を持っていません。内容を読んで貰えれば，コピーでもけっこうです。第一，自分自身が毎日コピー装置のお世話になっています。ところが，出版社からみるとコピー装置の製造会社や使用者は敵です。この点は大きな差です。

■個人的な使用で複製することには問題ない

　個人的な使用目的で複製することは，特定の条件の下で法律は許しています。私個人は，自分の本がコピーで普及してもかまわないと考えます。生業は別にあって，「印税や原稿料収入はメインではない」からで，私と同様に考える人も多いでしょう。実際，自分の文章をインターネットに無料公開してコピーを許している例は多く，私自身の『電子版麻酔学教科書』もその例です。

　インターネットに膨大な量のデータが無料で公開されており，そういう状況で有料のデータを売るのはむずかしい場合のあることは想像できます。「同質なら価格の争い」になるはずで，「有料のデータ」にはよほど優れた特徴が必要でしょう。

■学術的なものの著作権は誰のものか

　学術的なものの著作権はしだいに消滅する方向に向かうと断言します。すでに，外国雑誌に論文を投稿する場合は，著作権を出版社に委譲することが多いのはご存知の通りです。このシステムができた正確な経緯はしりませんが，「著作権」という「著者固有の権利」を他人に譲渡することに心理的な抵抗を私は強く感じます。

　「著作権を出版社に委譲」するとは，自分の著作が自分のものでなくなることを意味します。出版社は，それを今後自由に切り刻んだり加工したりして発表できる一方で，著者は「自分の研究内容を別の形で発表」することがむずかしくなる危険

もあります。

「外国雑誌」「国際雑誌」「Impact Factor の高い雑誌」の場合は，「著者側が弱くて，雑誌に『お願いして掲載してもらう』」立場ですから，要求にしぶしぶ従います。しかし，「著者が強くて，雑誌側が『著者にお願いして書いて貰う』」力関係ならどうでしょうか。「著作権を出版社に委譲」することはないかも知れません。実際，「だから自分の論文はインターネットで公開を原則」という立場の著者もいる由です。これなら「著作権」自体は著者が保有し，「読むのもコピーも自由だが，2次使用はダメ」と主張できますから。

■著作権は次第に消滅？

現代の世の中では，類似の論文が多数あり，特定の論文の価値は相対的に低いものといわざるを得ません。だからこそ，「Impact Factor の高い雑誌」すなわち「読者の多い雑誌」への投稿に血眼になるわけですが，それさえも相対的で，IFを評価する側も「IFという数値」を評価するのであって，雑誌や個々の論文に価値を認めているわけではありません。

「真似を防ぐ」という意味の著作権なら，改作・剽窃は常に可能で，「著作権に触れる真似」か「誰もが行う慣例」か「原作を上手に使った『本歌取り』や『パロディー』」かの境界は明確ではありません。

それを「確実に」見張ることは非常に困難です。おそらくは人間の「信用」だけであり，世界中を相手にすれば，「信用」などは当てになりません。

著作権というものは次第に消滅せざるを得ない，残るのは極端に狭い領域に限定されることになるでしょう。

■あとがき

　いかがでしょうか。パソコンとインターネットの有用性がわかりましたか？　印刷で読むだけでなくて，ダウンロードの利点がわかったでしょうか。ダウンロードでも読むだけでなくて，どのように処理して反復して使用していくかのやり方がわかったと思います。

　この本に書いてあることを全部やろうとすれば，エネルギーも費用もかかります。読者の方が全員すべてのことをなさるとは予想していません。人により，立場により，目的も用途も違いますから，同じことをする必要はありません。

　でも，一部は是非採用していただきたいと考えます。とくに，エディターとタグジャンプの使用は是非真剣に検討してください。論文をたくさん書かれる方は，EndNoteの採用もご検討ください。

　最近の学会で感心していることがあります。一般発表の口演でもシンポジウムでも，比較的若い方々の発表が大変に上手になった点です。自分の述べたいことをどうしたら聴衆に伝えることができるかに心を砕き，スライドを工夫し，さらに話の冒頭に「私はA，B，C，Dの4つのことを話します」という具合に，自分の講演の構造まで話します。教師としての経験の深いはずの年配の方々より上手だと感じます。

　それがコンピュータの利用と関係があるという証拠はありません。そもそも，この世代は，「沈黙は金」という意識が少なくて，言葉による意志の伝達が上手になったという要素もあるでしょう。

　しかし，私はパソコンやインターネットの利用も大いに関係があると考えています。パソコンの仕事は，原稿用紙に手書きで文字を書いていくのと比較すると，基本的に構造のしっかりした文章を書けます。さらにインターネットは「構造化そのもの」で，ホームページがどれだけ魅力的か，そこから目的のページに順序よく進めるかは，使う立場から重要問題です。自分でつくってみれば，「構造化」はさらによくわかります。

　こうした経験が講演にも反映してくると考えます。我田引水ではなくて，もう確立した事実ではないでしょうか？

　パソコンとインターネットを使いこなして，しっかりした資料を基礎にして仕事を進めるのは，現代に生まれたからこそできる利益です。使いこなそうではありませんか。

2002年春

諏訪邦夫

著者略歴●諏訪邦夫(すわくにお)

1961	東京大学医学部医学科卒業
1962	東京大学医学部麻酔学教室入局
1963〜66	Massachusetts General Hospital麻酔科レジデントおよびハーバード大学助手
1967	東京大学助手,医学部麻酔学教室
1969〜72	カリフォルニア大学助教授,サンディエゴ校医学部麻酔学教室
1973	東京大学助教授,医学部麻酔学教室
1982,84,88,92	コロンビア大学客員教授,麻酔学
1996	帝京大学教授,医学部麻酔学
2002	帝京大学教授,八王子キャンパス
2006	帝京短期大学ライフケア学科臨床工学主任,教授

文献検索と整理
パソコンとインターネットをどう利用するか　　　　　　　　　　　　　　＜検印省略＞

1993年 9月20日　第 1 版発行
2002年 4月 1日　改訂第 2 版第 1 刷発行
2010年10月25日　改訂第 2 版第 5 刷発行
定価（本体2,800円＋税）

　　　　　　　　　　　著　者　諏訪邦夫
　　　　　　　　　　　発行者　今井　良
　　　　　　　　　　　発行所　克誠堂出版株式会社
　　　　　　　　　　　〒113-0033　東京都文京区本郷3-23-5-202
　　　　　　　　　　　電話 03-3811-0995　振替 00180-0-196804
　　　　　　　　　　　URL　http://www.kokuseido.co.jp
　　　　　　　　　　　印　刷　倉敷印刷株式会社

ISBN978-4-7719-0248-0 C3040 ¥2800E
Printed in Japan © Kunio Suwa, 2002

・本書の複製権・翻訳権・上映権・譲渡権・公衆送信権（送信可能化権を含む）は克誠堂出版株式会社が保有します。
・JCOPY ＜(社)出版者著作権管理機構　委託出版物＞
　本書の無断複写は著作権法上での例外を除き禁じられています。複写される場合は，そのつど事前に(社)出版者著作権管理機構（電話03-3513-6969, Fax 03-3513-6979, e-mail：info@jcopy.or.jp）の許諾を得てください。